A Palmira

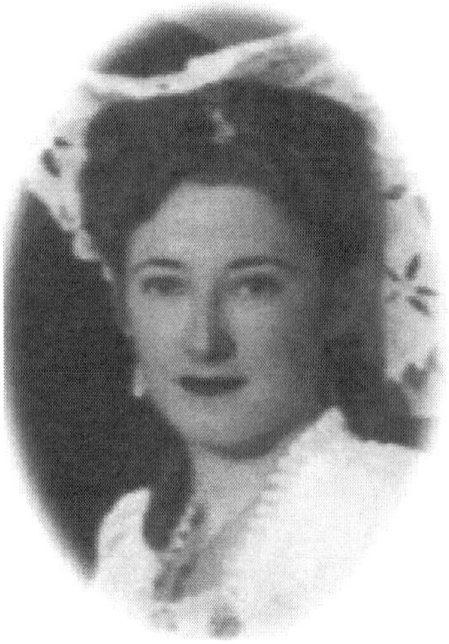

5 de noviembre de 1925-4 de septiembre de 2008

LA PRACTICA DEL PHOWA

NOTA DE LA EDITORA

Tengo la firme convicción de que todos los libros encierran algo de magia; cada uno a su manera transporta el alma del que lo ha escrito. El libro que tienes en tus manos es doblemente mágico. La primera vez que Óscar Mateo y yo hablamos tuve que colgarle el teléfono bruscamente porque mi madre exhalaba su último suspiro en la habitación de al lado. Yo por aquel entonces no sabía –ni quería saber– nada de la muerte. Ella se moría y yo aún le decía: «no te vas a morir». Óscar y yo empezamos hablando un día trascendental para mí y, mira por donde, ahora publicamos juntos un libro sobre trascendencia. Este texto cierra el círculo que se abrió ese día, hace ya tres años.

Ese acontecimiento supuso un hito en mi vida. Mi decisión de volcarme en el proyecto editorial la tomé en esa época y también surgió en mí desde entonces un enorme interés por todos los asuntos relacionados con la trascendencia y la muerte. Hoy constituyen una de los temas más importantes de Kolima.

Recuerdo la primera conferencia sobre *phowa* que organicé con Óscar; yo no sabía a lo que iba. Sentía cierta intranquilidad porque mi nombre apareciera junto al suyo en un contenido «inquietante». Muchos de los amigos y conocidos a los que había invitado asistían a un evento en el que se hablaba de muerte y «cosas raras». Creo que mucha gente salió impactada (yo entre ellos) de aquella conferencia. Después he tenido el privilegio de conocer a fondo este contenido y a su autor, y puedo deciros que ambos han marcado mi trayectoria de una forma definitiva.

Por lo tanto es para mí un placer poder presentar este tema tan especial en nuestro sello editorial y acompañar a Óscar en su tarea de difundir su experiencia y su conocimiento sobre esta materia con un objetivo que nos une a los dos: elevar la conciencia acerca de nuestra naturaleza trascendente y prepararnos para enfrentarnos con tranquilidad al día que nos transformemos en otra cosa. Con esta perspectiva, creedme, cada día de nuestra vida cambia.

Marta Prieto Asirón
Madrid, febrero 2017

INDICE

PROLOGO

«Nacemos para vivir, vivimos para morir». Una realidad que a veces nos cuesta aceptar. La muerte nos acompaña desde el primer día de nuestra vida. Nuestro instinto de supervivencia nos protege de la muerte, pero no impide que tengamos que convivir con ella.

Desde niños aprendemos los valores y aspectos de nuestra esencia humana. En cambio, en la cultura occidental se ha evitado la educación en la muerte tratándola como un tema tabú. Las experiencias cotidianas las incorporamos a nuestra educación, a nuestra vida como algo natural. Podemos aprovechar el nacimiento de un cachorrito para explicar a nuestros hijos qué es la vida, cómo nacemos y cómo nos engendramos. En cambio la cosa cambia cuando se trata de afrontar la muerte. Cuando muere una mascota, en lugar de aprovechar el momento como una experiencia de aprendizaje, decimos a nuestro niño o niña que el perrito se ha quedado dormido o que se ha escapado. Una oportunidad perdida para educar sobre la muerte, para explicarles a nuestros hijos que un día nosotros también nos moriremos, independientemente de cuales sean nuestras creencias sobre la transcendencia del ser humano más allá de la muerte del cuerpo físico.

La muerte es una asignatura pendiente en nuestra sociedad. Durante siglos la hemos apartado de nuestra educación, convirtiéndola en una experiencia mucho más traumática de lo que debería ser. No solo no estamos preparados para afrontar nuestra propia muerte, sino que tampoco lo estamos para afrontar la de los demás. Acompañar al moribundo, vivir el duelo e incluso ayudar a aquellos que ya dejaron esta existencia es algo que está en nuestras manos, es algo que todos deberíamos aprender.

La cultura oriental atesora conocimientos ancestrales que nos ayudan a conocer y experimentar nuestra esencia espiritual. El budismo tibetano contribuye con el *phowa* a profundizar en la experiencia de la muerte.

El trabajo de documentación y recopilación y la experiencia de Óscar Mateo sobre la técnica del *phowa* ha dado como fruto la obra que tienes en tus manos. Una guía práctica que, a través de numerosos ejercicios de meditación, nos permitirá entender la muerte como un proceso consciente. Dejaremos de ser espectadores para convertirnos en parte activa en aquellos casos donde nuestros seres queridos estén a punto de iniciar el tránsito. Podremos ayudarlos antes, durante y después del proceso de muerte. Ampliar nuestra consciencia sobre la muerte servirá también para cambiar nuestra consciencia sobre la vida. Este libro de Óscar será, sin duda, una guía personal en nuestro proceso de autoconocimiento.

Sea cual sea la forma en que llegó este libro a tus manos, te aseguro que no es algo casual. Hace tiempo que no creo en las casualidades, y menos aún tratándose de libros. Al igual que hay acontecimientos que pueden cambiar el rumbo de nuestra vida, la lectura de un libro puede tener el mismo efecto. Estoy convencido de que con la técnica del *phowa* encontrarás respuesta a muchas preguntas sobre la vida y la muerte. Es posible que hayas perdido recientemente a un ser querido, y es seguro que tendrás que afrontar esta situación a lo largo de tu vida. En cualquier caso, la lectura de este libro te brindará las claves para afrontar el trance de la muerte desde una nueva perspectiva y, lo más importante, te preparará para vivir conscientemente tu propia muerte.

RAFAEL CAMPILLO
Director del congreso *Vida después de la vida*

¿ES ESTE LIBRO PARA MI?

«Para el que cree,
ninguna prueba es necesaria.
Para el que no cree,
ninguna prueba es suficiente».
IGNACIO DE LOYOLA

Si eres una de esas personas a las que la muerte ha arañado porque has sufrido una pérdida que deja un vacío que no parece llenarse ni con el paso del tiempo, este libro es para ti.

Quizás la cicatriz no la haya dejado la pérdida en sí misma, sino la sensación de que algo quedó pendiente porque no se dio el momento o la oportunidad para resolverlo. Quedaron cuestiones abiertas de gran importancia para ti que no fueron dichas o hechas.

Tienes que saber que aún hay cosas que puedes hacer. Eso tan importante para ti que quedó a medias, todavía puede ser retomado y de algún modo resuelto.

También puede suceder que te sientas en la necesidad de ser una parte activa en el acompañamiento del que se encuentra en trance de morir. Incluso que te plantees si hay algo que se puede hacer más allá del momento del óbito.

Todo ello es posible y tu intervención podría tener una influencia de alcance inimaginable para ambos.

Incluso puede que seas alguien que piensa firmemente que las cosas no terminan al final de esta existencia. Que hay mucho más y que no hay motivo para dar por finalizada una relación de amistad o un profundo sentimiento de amor solo porque una de las partes haya abandonado este plano.

Aquí encontrarás respuestas y el acceso a una práctica ancestral de meditación creada específicamente para estos fines llamada *phowa*[1].

Si en tu caso no te identificas con ninguna de las anteriores situaciones porque lo tuyo es simple curiosidad, entonces pasa como invitado y, como tal, te ruego que lo hagas con respeto.

1 El término *phowa* deriva de una práctica ancestral de budismo tibetano que es descrita en el *Libro Tibetano de la Vida y de la Muerte* llamado *Bardo Thodol*. Textualmente el término *phowa* quiere decir «transferencia de la consciencia».

I

MI ENCUENTRO CON EL PHOWA

VIVIENDO FUERA DE LA COHERENCIA

«La mayoría de nosotros tenemos
tan poco respeto por la vida,
que alcanzamos el punto de la muerte
sin haber vivido en absoluto».
HENRY DAVID THOREAU

Cuántas veces no habrás hecho afirmaciones que luego no has cumplido. ¡Son tantas las personas que dicen una cosa y luego hacen la contraria!

Esto lo comprobamos cada vez que intentamos abandonar un hábito por considerarlo nocivo o poco saludable. Es como cuando quieres imponerte el sano propósito de perder un poco de peso. Cuando quieres darte cuenta ya estás comiendo de nuevo en exceso, llenándote más allá de tu sensación de apetito o saciedad, volviendo a comer aquello que te sienta pésimamente pero que tiene ese sabor que te resulta tan apetitoso... O lo mismo que pasa cuando quieres dejar de fumar y al momento ya estás otra vez con el cigarrillo encendido en la boca, porque «este será el último».

En todas esas circunstancias estás comportándote fuera de la coherencia. Es como si en tu interior convivieran dos personalidades contrapuestas, lo que se convertirá en una fuente constante de irritación y ruido interior que alimentará tu sufrimiento.

A todo ello hay que añadir que, pese a encontrarse dentro de ti la causa del malestar, tu mente la buscará siempre fuera. Sin embargo, por mucho que busquemos esos culpables, no podremos encontrarlos porque en verdad estaremos responsabilizando a personas o circunstancias que no guardan relación directa con el malestar que experimentamos.

Son muy pocas las personas que hacen lo que dicen que harán, es decir, que cumplen sus propósitos. La mayoría vive en la fantasía de lo que le gustaría hacer o ser frente a lo que realmente es y hace. Esta distorsión entre una y otra cosa es vivir fuera de la coherencia.

Si ese estado se reduce a pequeñas cosas, como esos hábitos un poco descontrolados, pequeñas adicciones, promesas de poco valor y, en fin, a la ruptura de pequeños compromisos, entonces, con más o menos incomodidad se puede vivir y hasta convivir manteniéndose fuera de la coherencia.

Otra cuestión es que en ese estado de confusión la persona llegue a creerse sus propias mentiras y a justificar sistemáticamente con mil razones falsas el por qué finalmente tomó aquella decisión o hizo eso que la ha mantenido siempre dentro de un guión de vida que no le trae felicidad ni plenitud. Lo fácil, como decíamos, es culpar a otro o a las circunstancias. Lo difícil, lo realmente difícil, es asumir la propia responsabilidad en todo y tener el valor para ejercer el cambio, primero dentro de uno mismo, para luego extenderlo a las circunstancias que nos rodean.

Ocurre que cuando se expresan esos estados, digamos de desorden interior, se invita a que otros también salgan de su estado de orden o coherencia. Por ejemplo, imaginemos una situación dentro del entorno laboral, en la que el jefe le dice al subordinado: «¡Resuélvelo!, me da igual cómo lo hagas[2]». ¡Menuda frase! De un lado te da una orden y a la

---

2 Si deseas profundizar en estas ideas, te sugiero que leas algunas de las

vez te dice que le da igual lo que hagas. Te está dando dos mandatos contradictorios... Alguien que actúa de este modo demuestra encontrarse completamente fuera de su centro, dominado por estados y deseos que directamente entran en conflicto entre sí. El grave inconveniente de ello es que ese conflicto interior le desborda y lo lanza hacia el exterior alcanzando, en nuestro ejemplo, a un pobre subordinado que tiene la misión imposible de cumplir tal orden, pues haga lo que haga nada será lo adecuado: de no intentar algo, estará desobedeciendo, y si obedece aportando alguna clase de solución, ya sabe que la misma no será valorada en absoluto... Tal y como intuyes, así podemos mantenernos dentro de un bucle infinito de incoherencia. Salir de esas interacciones tan insanas, por lo general requiere de gran claridad interior y de gran valor y energía psíquica y emocional.

La Humanidad en su conjunto también hace gala de una fuerte ausencia de coherencia cuando, por ejemplo, actúa destruyendo el mismo ecosistema que la soporta. ¡Eso sí que es permanecer fuera de la coherencia!

Sí, la Humanidad vive, o mejor dicho, malvive, en un estado que parece alejarse cada día un poco más de la coherencia. Nos encontramos recorriendo un camino que nos va distanciando más y más de la felicidad, por mucho que el sistema se empeñe en construir falsos mensajes sobre el modelo de vida que deben vivir sus individuos para ser más exitosos y felices.

Volviendo al tema que nos ocupa: pongámonos en cualquiera de los siguientes extremos. Imaginemos que una persona afirma no creer en nada más allá de la presente vida.

---

obras de Gregory Bateson [1] y de Paul Watzlawick [2], verdaderos genios de la comunicación humana, en las que describen la «Teoría del doble vínculo», que es el nombre técnico que se da a este tipo de interacciones que ponen a los individuos en tesituras imposibles, donde, hagan lo que hagan, estarán atrapados en una situación en la que la solución es que nada vale. Indudablemente hablamos de relaciones muy enfermizas y tóxicas.

Entonces el paso por la existencia sería una oportunidad verdaderamente extraordinaria, algo increíblemente excepcional. Lo cierto es que visto así, cada día debería ser una pura celebración similar a la explosión de vitalidad de los niños pequeños el día de Reyes o sabedores de que ese día va a tener lugar un acontecimiento que les ilusiona verdaderamente. Así debería ser la vida en caso de permanecer en un verdadero estado de coherencia.

Por el contrario, vayámonos al otro extremo, al de una persona que cree firmemente que la muerte no es el final de la existencia. La eternidad es suya; se acabaron las prisas, el correr, el deseo tanto de salir rápidamente de situaciones indeseables como el de que lleguen éxitos maravillosos. Porque nada es permanente, está en un continuo devenir en el que solo el ser permanece. Todo pasaría a ser relativizado ante la magnitud de un pensamiento tan sólido como «la eternidad me pertenece», «yo soy eterno».

Podemos cruzarnos con personas que defienden con mayor o menor vehemencia cualquiera de esos extremos. Lo que no es tan fácil es que alguno de ellos refleje tales convicciones con una vida enteramente consecuente con esas ideas.

Peor aún, la mayoría de las personas ni se plantea el hecho de encontrarse en tránsito por esta existencia, venga lo que venga antes o después. Viven en un estado como de ensoñación bobalicona, dejándose llevar por las tendencias que marca la sociedad sin cuestionarse verdaderamente las cosas. En tal estado ni tan siquiera reflexionan acerca de la consistencia o inconsistencia de sus vidas.

Todo perfecto. Todo irá funcionando hasta que llegue ese día, ese suceso inesperado y siempre inoportuno, en el que la vida, esa cosa ordenada y predecible, ese existir monótono y sin sobresaltos, se esfume bajo sus pies.

UN SUCESO INESPERADO

Supongamos que en este momento te dijeran que solamente te quedan unas pocas semanas de vida, que llegado un determinado día te acostarás y no volverás a despertarte porque es tu hora. Trata de imaginarlo con verdadero realismo. A continuación, piensa en todo lo que te gustaría hacer antes de partir y también en lo que no harías más durante esas semanas. Piensa a quién te gustaría ver y por qué, qué es lo que le dirías a esa o aquella persona.

La diferencia a partir de ese momento sería que decidirías realizar todas esas pequeñas acciones, esos pequeños cambios que traerían el suficiente (y digo *suficiente*) orden a tu vida, para que pudieras partir con un grado aceptable (y digo *aceptable*) de satisfacción y plenitud.

Seguramente no serían grandes cambios; hasta es posible que fueran un puñado de cosas que siempre has pospuesto pues les prestabas una atención relativa y que, de pronto, ante un fin próximo, cobrarían una relevancia sobresaliente.

Hay algo muy paradójico en todo esto porque esas pequeñas acciones seguramente serían el detonante de grandes cambios que te gustaría introducir en tu vida. Sin embargo, fuera de la coherencia, o no las pondrías en marcha, o ni siquiera pensarías en ello. De otro modo, si concertases esos encuentros con esas personas, dijeses aquello que necesitas decir y realizases esas cuatro acciones o experiencias que te gustaría haber tenido, probablemente los cambios que experimentarías serían profundos. No importa tanto el tamaño de la semilla como el hecho de sembrarla y dejar que la naturaleza haga el resto. Aún estás a tiempo, el momento es ahora.

¿Sabes qué es lo peor de todo? Que esta hipótesis podría ser real ahora mismo porque nadie tiene la certeza de no encontrarse dentro de ese limitado plazo.

En realidad, ninguno de nosotros puede afirmar que continuará mañana aquí, la semana próxima, el mes que viene o un año más. Desconocemos cuándo llegará nuestro momento de dejarlo todo, dónde se producirá y cuáles serán las circunstancias que nos rodearán entonces.

Siempre recordaré lo que me sucedió en el verano del año 98. Mi mujer, tras varios intentos, había conseguido aprobar unas duras oposiciones, lo cual para nosotros era sin lugar a dudas motivo de gran celebración. De otra parte, a mi padre hacía muy pocos meses que le habían diagnosticado un cáncer, ya en un estadio muy avanzado. Entonces vivíamos muy lejos de mi familia y queríamos pasar una parte de nuestras vacaciones con ellos para acompañarlos y compartir sus circunstancias. Todo tenía un poso tan dulce como amargo.

Llegamos a casa de mis padres y enseguida pudimos comprobar el estado de depresión en que se encontraba mi padre. Le estaba costando mucho asimilar la nueva situación física hacia la que progresaba. Además, el diagnóstico había sido dado sin ninguna clase de contemplaciones. En apenas unas pocas horas de estar juntos, él había repetido en varias ocasiones que le quedaban pocos meses de vida.

Aquel sábado primero de agosto, nos pidió que lo acompañásemos al centro de la ciudad para realizar algunas gestiones, para lo cual nos ofrecimos gustosos. Había que dejar un ordenador a reparar en una tienda muy céntrica. Detuve el coche enfrente y crucé. Al salir de la tienda, vi a mi mujer y a mi padre que me esperaban dentro del coche. Estaba de pie, parado frente a ellos, esperando para cruzar y marcharnos. En aquel momento sentí un aire ligeramente cálido y extraño que me alcanzaba por la izquierda. En un gesto instintivo giré la vista hacia ese lado y solo pude distinguir una masa roja que se me echaba encima. A continuación, oí una fuerte explosión y noté que mi cuerpo adoptaba en el aire una posición imposible mientras salía despedido a bastante distancia. Un autobús que pasaba rozando la acera me había alcanzado atropellándome de forma inesperada.

Horas después, ya en el hospital, mi padre llorando se acercaba y me decía: «Hijo creía que habías muerto. Creía que habías muerto». Unos días más tarde, conversábamos y yo le subrayaba que ninguno sabíamos verdaderamente cuándo íbamos a morir, ni si las circunstancias podrían ser predecibles de alguna forma. Al menos durante unas pocas semanas su preocupación sobre sí mismo se disipó completamente, quedando en un segundo plano a causa de mi accidente.

Si cada mañana al levantarnos evaluásemos rápidamente el curso de nuestra existencia para verificar si vivimos al día, si realmente el guión de nuestra vida es verdaderamente el que nos gustaría estar viviendo, esa brevísima reflexión sería suficiente para guiarnos por el camino directo hacia la felicidad.

Experimentar las cosas por uno mismo es imprescindible

Uno más de los muchos problemas de la sociedad que estamos construyendo es que la gente está dejando de vivir por sí misma las experiencias.

La revolución tecnológica permite que las personas tengan acceso a gran número de imágenes grabadas en primera persona de gente que salta en paracaídas, surfea una gran ola, desciende en bicicleta de montaña por una ladera, bucea en algún precioso fondo marino, se asoma a la caldera de un volcán activo, sobrevive en condiciones extremas... y todo ello apoltronados en el sofá de sus casas fantaseando y creyendo (una vez más, viviendo fuera de la coherencia) que ya se pueden considerar ellos mismos una autoridad sobre eso que han visto.

Muchas personas viven sus vidas vicariamente, es decir, el acceso a imágenes ultra-realistas les permite acercarse mucho a una situación, creando en ellos la fantasía de que son quienes hacen las cosas que otros llevan a cabo. Desgraciadamente, entre la realidad y el sofá de casa hay un abismo. Es el problema de la realidad virtual, muy útil para determinados fines, pero muy nociva si los individuos sustituyen la vida real por la fantasía de vivirla. La experiencia se pierde y con ella el verdadero aprendizaje.

No queda más remedio que experimentar las cosas en primera persona para poder hablar con propiedad de ellas. Una cosa es opinar desde el punto de vista de un mero observador y otra muy distinta hacerlo desde la experiencia.

Cuanto más rica e intensa es la vida que tiene una persona, cuando se enfrenta al final de sus días con la mochila cargada de experiencias más fácil le resultará despedirse. ¡Qué gran paradoja que cuanto más vivo haya estado más fácil le resulte morir! Decía Confucio que «si aprendes a vivir, sabrás morir bien».

Siempre me ha impresionado mucho, al estar cerca de un moribundo, comprobar que aquello que produce un mayor arrepentimiento en las personas es, sobre todo, lo que no llegaron a hacer.

Así pues, se vuelve trascendental que la persona experimente en primera persona todo cuanto pueda, siempre dentro de sus posibilidades. No hace falta ir a los extremos; siempre hay una forma aceptable de aproximarse a las cosas en la medida de la economía de cada uno, sus circunstancias físicas y, en general, de las limitaciones a las que cada cual esté sometido.

Prepararse adecuadamente para enfrentarse a la muerte exige de la persona haber desplegado una vida rica, intensa y plena, colmada de experiencias de todo tipo.

Yendo todavía más allá, esa actitud valiente y exploradora debe alcanzar cotas aún más elevadas. Si te das cuenta, vivimos constantemente sumergidos dentro del paradigma de la escasez: la gente lleva la ropa estrecha y ajustada, la moda es la delgadez, el sueldo «mileurista», los ajustes, los recortes... Un programa social así acaba por generar en las personas hasta estrechez en su pensamiento.

Es hora de cambiar este paradigma tan limitante por otro que dé lugar al crecimiento y la expansión de personas y sociedades.

La cuestión es que, para progresar y avanzar, se hace imprescindible un talante explorador, la búsqueda en los límites de lo conocido y posible, porque solo en la frontera de las cosas es donde el mapa puede ser ampliado y se producen los descubrimientos.

Cuando la gente no sale de su zona de confort, cuando el científico se hace *cientifista*[3], más preocupado por la defensa del dogma y de su estatus que verdaderamente interesado por la búsqueda de nuevos límites y campos del saber, entonces la sociedad no progresa sino que entra en decadencia.

Sin embargo, son muchos los que no solo no participan de la exploración sino que, no conformes con mantenerse en su espacio de seguridad, se permiten juzgar a los que sí se toman la molestia y asumen los riesgos implícitos de llegar hasta esos lugares retadores e inciertos.

Reflexiona para que puedas ampliar tu perspectiva de las cosas. Es imprescindible que te levantes del sofá de tu casa y estés dispuesto a poner a prueba las cosas por ti mismo sin conformarte con lo que otros te cuentan. Es necesario que profundices en contenidos que se encuentran en los límites de lo aceptado, allí donde el conocimiento empieza a ser difuso, allí donde tus esquemas corren el riesgo de tener que ser revisados o incluso reescritos.

Hay una medida de seguridad que vas a necesitar para adentrarte en esos territorios de lo incierto. Para no perderte en ese camino de exploración, siempre debes acudir a las fuentes, consultar al primero que lo dijo, al primero que lo probó, al primero que experimentó aquello que tanto te interesa. De lo contrario corres el riesgo de seguir pistas falsas con deformaciones del mensaje original y, en general, información corrompida, alterada o pervertida.

---

3 Concepto que hace referencia a la actitud que demuestra el científico más preocupado por defender la ciencia ya conocida que por la exploración científica en sí misma. Es la ortodoxia a ultranza llevada al terreno de la ciencia.

Sí, explorar significa asumir riesgos, visitar lugares incómodos, equivocarse y tener que regresar a puntos que se creían ya superados. Este es el precio. Pero el valor de la recompensa crece cuanto más dura se hace la exploración[4].

MI ENCUENTRO CON EL PHOWA

Comprender mi experiencia con el *phowa* y cuanto voy a compartir en este libro exige empezar por explicar el modo a través del cual llegué a esta práctica ancestral de budismo tibetano.

Para mi aproximación al *phowa* han sido esenciales mi formación y entrenamiento previos en zen y yoga. Ambas disciplinas me enseñaron a mantener mi mente enfocada, a distanciarme del propio pensamiento convirtiéndome en un observador del mismo y a estar ampliamente familiarizado con ideas y conceptos que el *phowa* da por supuestos. Junto a ello, los retos y el rigor que alguna de mis iniciaciones me han exigido han hecho que el camino recorrido con el *phowa* se allanase de forma natural. Gracias a ello, todo cuanto

4 Si algo me llevó al *phowa*, si algo me caracteriza y diferencia de la mayoría de las personas que conozco, es mi talante explorador y mi orientación a vivir la vida en primera persona, poniendo a prueba lo que otros me dicen, siempre dentro de los límites de lo razonable y de mis posibilidades.

comparto ahora ha pasado por un largo proceso de asimilación junto a mi propio crecimiento personal.

Desde muy joven he sentido la trascendencia como algo inherente a mi naturaleza y a la de todo cuanto existe. Siempre he creído que cuanto vemos no es más que la punta de una inmensa realidad, sostenida por algo que está más allá de nuestra comprensión e indudablemente de lo que nuestros sentidos y nuestra tecnología más avanzada son capaces de captar y medir. Nunca he tenido que quebrarme la cabeza con ello, ni he tenido que someterme a dialécticas interminables que no llevan a ningún lugar. Sencillamente *sabía*, o mejor dicho, *sentía* que la realidad percibida es apenas la superficie de un vasto océano.

Este enfoque me sirvió de aliciente para buscar información y ampliar mi punto de vista y comprensión de las cosas y así profundizar más en lo que iba explorando y experimentando por mí mismo.

En muy pocas ocasiones he podido charlar de forma distendida con personas cuya actitud les permita cuestionarse las creencias más comunes sobre la existencia y lo que hay más allá. Son pocos los que abordan estos temas con fundamento y rigor.

Soy activamente curioso, he encontrado temas de verdadero interés para mí y no he parado hasta profundizar todo lo posible en esos contenidos, especialmente porque me apasionan. Temáticas tan variadas como la biología, la psicología transpersonal, las técnicas de meditación, los mal llamados «estados alterados de conciencia[5]» y, en otro orden de cosas, actividades deportivas técnicas como el vuelo o el buceo... y, muy especialmente, todo aquello que permite a la

5 Deberíamos hablar mejor de «estados modulados de la consciencia», es decir, estados en los que la consciencia está focalizada en extremo (p. ej. estados de pánico) frente a «estados expandidos de la consciencia» (p. ej. estados estáticos o de comunión).

conciencia crecer. Porque todo cuanto vamos a exponer aquí, en el fondo, no trata de otra cosa más que de la consciencia.

El año 1993 fue un año verdaderamente especial. Hay un punto de inflexión en mi historia antes y después del mismo.

Transcurría el mes de junio cuando un queridísimo amigo mío, un cura católico al que yo por aquel entonces tenía como alumno en clases de antropología y psicología social, quedó conmigo para dar un largo paseo por un precioso parque para charlar con cierta profundidad.

Hablamos de muchas cosas y en aquella conversación él pudo constatar mi profundo sentido espiritual. Fue en aquel contexto en el que me habló de la meditación zen, en la que él se había iniciado hacía ya algunos años. Aquello despertó mi curiosidad y quise conocer de primera mano en qué consistía.

En octubre de aquel mismo año me sometía a la que sería mi primera iniciación en la práctica del zen en el único *zendo*[6] que había por aquel entonces en nuestro país (en Brihuega, Guadalajara), realizando mi primer *sesshin*[7] de cinco días.

A partir de ahí, la búsqueda sería incesante, a veces a un ritmo frenético, otras a un ritmo más pausado. El descubrimiento ya estaba hecho y el mundo para mí, la vida, la muerte y todas las grandes preguntas de la Humanidad, se convertían en el eje central de mi existencia. Todo lo demás, aunque necesario e importante, pasaría a ocupar desde entonces un lugar secundario.

---

6 *Zendo* es un término japonés que se puede traducir aproximadamente como «escala de meditación».

7 Retiro de varios días para la práctica intensiva de la meditación zen.

Mi encuentro con el *phowa* fue muy sencillo y moderado. En el año 2000 me encontraba leyendo con enorme interés la versión escrita por Sogyal Rimpoché del *Libro Tibetano de la Vida y de la Muerte* [3], en el que tuve ocasión de profundizar mucho a partir de ese momento.

Sobre el contenido de esta obra, su origen y demás aspectos vinculados, nos extenderemos más adelante. De momento solo apuntaré que se trata de un texto escrito originalmente en el siglo VIII, cargado de todo el simbolismo, la mitología y la cultura ancestral de aquellas tierras.

Leyendo llegué a una página donde me encontré, de manera muy discreta, la práctica del *phowa* descrita en apenas unos pocos párrafos. La leí con toda atención y de alguna forma esa información quedó fijada en mi mente como tantas otras joyas de esa magnífica obra.[8]

No había transcurrido demasiado tiempo cuando, lamentablemente, la muerte vino a visitar mi entorno más cercano, siendo mi padre uno de los primeros en partir.

Recuerdo viajar hasta mi ciudad natal, la tristeza de aquellos días y muy especialmente la misa a la que acudieron numerosas personas. En aquel funeral viví con gran extrañeza el hecho de que la persona que oficiaba introdujese el nombre de mi padre en sus textos, haciendo alguna alusión directa a su persona sin conocerlo. Aquello me resultaba vacío y no hacía honor a la memoria del que hasta hacía unas pocas horas antes había sido mi padre. Allí faltaban muchas de sus mejores cualidades y sucesos maravillosos de su biografía que yo hubiera compartido gustoso con las personas

---

8 Sogyal Rimpoché (el término «*Rimpoché*» quiere decir «*reencarnación reconocida*») fue un lama tibetano que se trasladó a Occidente para formarse como médico. En esta obra nos propone innumerables prácticas y ejercicios de una riqueza extraordinaria. Desvela los principales significados del *Libro Tibetano de la Vida y de la Muerte* y muchísimos otros contenidos relacionados con el tema. Es una obra central para todo aquel verdaderamente interesado en adentrarse en el tema de la muerte, la trascendencia y estos asuntos que nos ocupan.

que nos acompañaban. Comprendo completamente que esto es lo normal en cualquier funeral pero aquella vez me resultó insuficiente.

Al cabo de unos días, ya de regreso a mi hogar, mientras trataba de encajar la pérdida, de algún modo vino a mi memoria aquel escrito tibetano y la práctica que el mismo describía. No lo dudé y empecé a introducir mi particular forma de *phowa* junto a mis meditaciones diarias, enfocándola en la memoria de mi padre. Lo hice durante unas cuantas semanas.

De aquellos días recuerdo llegar a sentir su presencia junto a mi esterilla, como si él estuviera físicamente a mi lado; esa experiencia, por su intensidad, llegaba a distraerme. No obstante, habituado a la disciplina de la meditación, redoblaba mi concentración y enfoque para continuar con el ejercicio. Siendo fiel a mi entrenamiento, cualquier experiencia subjetiva o sensación, cualquier pensamiento diferente de la práctica en la que me enfocaba —incluso aunque a mi mente acudiese no sé qué información sorprendente—, todo, absolutamente todo lo que no tuviera que ver con seguir el protocolo marcado por el *phowa*, era una distracción. Ante la distracción aplicaba disciplina, reenfoque y seguía adelante con el trabajo.

Las experiencias se mantuvieron en el plano de lo subjetivo mientras yo pasaba aquellas semanas realizando *phowa* para mi padre. Uno de aquellos días en que me encontraba en el salón realizando mi práctica, la experiencia había sido igual a cualquiera de las anteriores. Ya había terminado y de hecho comenzaba a estirar mis piernas y a moverme, con el propósito de levantarme y seguir con el día a día. En aquel preciso momento, mi pareja abrió la puerta y, sin llegar a entrar, soltó una exclamación. Yo la miré y a continuación ella me dijo: «¡Caray, cómo huele a Paco!»[9]. Sí, ella sin saber lo que yo hacía, acababa de percibir objetivamente algo que yo venía notando en repetidas ocasiones: el olor particular de mi padre que impregnaba la habitación. Y es que él solía hacerse una combinación de alcohol con hierbas, por lo que desprendía siempre un olor muy personal.

Aquella práctica para mi padre —aunque no llegué a cumplir los cuarenta y nueve días prescritos— me permitió captar algunas cosas importantes.

No me cabía duda de que estaba realizando un trabajo que, tras su aparente sencillez, desplegaba una intensa experiencia. Aparte de ello, mi duelo se elaboraba de una forma fluida, muy natural e integrando los hechos con plena consciencia. Durante esos días que pasé enfocado en la memoria de mi padre, yo tenía un espacio de total intimidad y profunda serenidad para que el flujo de mis emociones pudiera manifestarse libremente, sin forzar nada, simplemente dejando el espacio necesario.

Junto a ello, al recorrer los pasos del *phowa* se actualizaba completamente mi relación con esa entidad. Recordé escenas vinculadas a él y a mi propia biografía compartida, de las que ya no guardaba recuerdo consciente. De pronto, se me revelaba el alto impacto que habían supuesto en nuestras vidas. Además, entraron en mi mente recuerdos, experiencias —o no sé ni cómo definirlo— que pertenecían a la historia de mi padre, a su juventud y a la infancia que yo no había compartido con él —por razones obvias— y que entonces se me presentaban con detalles y circunstancias para mí desconocidas pero que hacían que su posterior trayectoria ahora me resultase más comprensible y lógica. Eran sucesos que daban sentido a lo que había sido su existencia terrena y que

9 Forma coloquial de Francisco, que era el nombre de mi padre.

me surgían como un recuerdo propio y subrayaban la relevancia que habían tenido para él.

Por último, a medida que pasaban los días y mi praxis progresaba, percibía cambios en el estado de aquella entidad, como si su esencia fuese modificándose. Hasta nuestra relación cambiaba. De alguna manera aquella persona que había sido mi padre, poco a poco se iba transformando en otra cosa, en una entidad que cobraba independencia de nuestra relación pasada y se iba convirtiendo en un ser más amplio y profundo. Entre nosotros quedaba sellado un vínculo desde el amor; la relación filial ya no tenía cabida, empezaba a no significar nada.

Esas eran las sensaciones que iba acumulando, ya fuesen producto de mi experiencia subjetiva, meras creaciones de mi mente, o que verdaderamente yo estuviese siendo testigo de la transformación que experimenta aquel que trascendía.

Lo importante es que a partir de aquella primera experiencia, la práctica del *phowa* se convirtió en un acto que yo empecé a ejecutar con cierta frecuencia cada vez que acontecía una muerte próxima a mi entorno, para un familiar, un amigo o un conocido por el que yo sintiese al menos un cierto afecto (o incluso para mí, como más adelante explicaré).

Así fueron las cosas hasta que llegó el momento de practicar para Palmira, mi madre.

PALMIRA

Desde aquella experiencia con mi padre, se sucedieron más oportunidades de practicar *phowa*. Aquello, sin yo ser muy consciente, hizo que mi técnica de algún modo se fuera perfeccionando. Mientras, seguía avanzando e iniciándome en métodos de meditación más potentes, por lo que el enfoque de mi mente en condiciones normales no era un problema, y si se producían experiencias subjetivas, yo no me dejaba influir por ellas ni me distraía de mi propósito.

La vida de Palmira fue azarosa. Sus padres, debido a la Guerra Civil y a la Segunda Guerra Mundial, salieron del país en dirección a Francia en primer lugar, para luego viajar a Argentina; de ahí que ella acabase naciendo en Buenos Aires. Allí pasó la infancia casi hasta la adolescencia, regresando finalmente al país de origen de sus padres cuando las cosas ya parecían más asentadas. Aquí conoció al que luego sería mi padre y formaron una familia, que tras vivir algunos años en el Norte de África, regresaría para terminar asentándose en una bonita ciudad costera al Noroeste de la península.

Ella dedicó su vida básicamente al cuidado de la casa, de los hijos y de su madre, que pasaría toda su vida con nosotros. Disfrutó de buena salud hasta la última etapa de su vida, en la que terminaría inválida y perdiendo facultades esenciales como el habla. Aquel final resultó muy duro para todos, en especial cuando llegó el momento de tomar la dolorosa decisión de ingresarla en una residencia.

Recuerdo con particular tristeza los viajes y las visitas a la residencia para acompañarla y sacarla de allí, dando largos paseos. Las conversaciones sin respuesta en las que siempre tenía la sensación de que, bajo aquel deteriorado e inerte cuerpo, permanecía una mente lúcida aunque completamente resignada a su forzoso aislamiento.

Los últimos días fueron una espera agónica hasta que mis hermanos me llamaron para darme la noticia de su fallecimiento (el jueves 4 de septiembre de 2008).

Al día siguiente viajamos hasta allí y a nuestra llegada sus restos ya se encontraban en el tanatorio siempre hemos preferido la cremación, aunque nunca he tenido claro que el tiempo que transcurre entre esta (y el óbito sea el adecuado). Así se procedió aquel sábado, unas cuarenta horas después del fallecimiento.

Aquellas largas horas simplemente pasaron cumpliendo con los protocolos sociales oportunos, con gran afluencia de gente por ser mis hermanos muy conocidos en aquella ciudad. Recuerdo también las típicas llamadas de personas vinculadas a mi trabajo, en las que, tras las frases formales, la conversación se desviaba inmediatamente hacia las obligaciones laborales, los plazos de entrega de algún asunto, los proyectos a la vista y, en fin, la negación tanto de la vida como de la muerte. Abundantes mensajes con el deseo de que me incorporara rápidamente a la rutina como forma de borrar el suceso cuanto antes. ¡Cuánta negación! ¡Cuánta locura! ¿Cómo se puede despedir alguien de su madre y volver a la rutina como si no hubiera pasado nada en apenas unas horas? Y de ser ello posible, ¿qué clase de persona hay que ser para comportarse así?... Qué decir de la persona que se queda viuda o de los padres que pierden un hijo.

La misma tarde del sábado en la que mi madre fue incinerada comenzó mi práctica de *phowa*. Esos días estuvimos invitados en casa de mi hermano y, esa tarde, uno de los nietos mayores, que ya se había interesado por mis técnicas de meditación, quiso participar conmigo en el ejercicio.

Así, nos sentamos los dos en actitud de recogimiento para meditar y luego fui guiando los pasos a través de las visualizaciones necesarias para realizar el primer día de *phowa*.

Al día siguiente se celebró el funeral y en aquella ocasión no lo dudé; le pedí permiso al sacerdote para decir unas palabras al final de su oficio. Resultó ser todo un reto emocional para mí, pero me parecía que era lo justo. Luego, al terminar el sepelio me sorprendió mucho la reacción, tanto de mi familia como de los asistentes, agradeciendo profundamente mi intervención.

Y así cada día, todas las tardes, a última hora, siempre puntual a mi cita, semana tras semana, entraba en meditación y practicaba *phowa*, esta vez para la que había sido mi madre. Y se sucedieron las experiencias subjetivas; la sentí, la olí, la percibí de todas las formas posibles. Mientras, yo permanecía enfocado en la práctica, inalterable, centrado. Y, siempre al final, se abría un espacio de vacío meditativo, de recogimiento en mi abismo interior dejando fluir pensamientos, ruido mental, emociones, lo que fuera, vacío... vacío. Con el paso de los días el duelo se iba elaborando; el vacío que ella había abierto era aceptado y abrazado. No había nada que rellenar o sustituir, solo aceptar y dejar ir.

Con la práctica tuve ocasión de repasar mi vida junto a ella, desde la infancia hasta su partida. Emergieron escenas sepultadas por el olvido y, como en otras sesiones de *phowa*, de pronto todas ellas cobraban un significado renovado. Podía comprender con agudeza extrema como aquellos sucesos habían impactado en ella y en sus circunstancias, como en ocasiones la conducta inocente de un niño (escenas de mi propia infancia) había actuado de espoleta para disparar situaciones cuyo alcance ahora me asombraba.

Asimismo, pude evocar a lo largo del proceso como algunos pasajes de su vida habían causado verdaderos surcos de dolor nunca bien curados ni resueltos y como otros momentos habían sido de verdadera dicha y celebración. De algún modo, en ese proceso su alma se desnudó para mí y la mía para ella. Nada había que ocultar, solo que llevar a la consciencia para que esta actuase como un crisol, poniendo cada cosa en su lugar, sin juzgar, simplemente observando, sintiendo y aceptando.

Recuerdo aquella tarde del viernes 24 de octubre con total nitidez; se cumplían cuarenta y nueve días tras la incineración. Llegué a mi casa completamente orientado hacia mi propósito. A esas horas en la casa no había nadie. Como siempre, dejé las cosas en la planta de abajo y me lavé un poco para sentirme limpio y encontrarme cómodo. Me cambié de ropa y subí a la planta alta para permanecer más aislado y hacer la última sesión de *phowa* para ella. Me encontraba contento por la atención y el mimo que había puesto en mi práctica y con cierta pena porque era el momento de la verdadera despedida. Tras subir las escaleras tomé mi esterilla, realicé unos pocos estiramientos y me senté en mi *zafu*[10] en posición de meditación. Hice algún ejercicio para vaciarme un poco y silenciar el ruido que traía de la actividad cotidiana y comencé a hacer *phowa*.

La experiencia fluyó fácilmente; sentía el movimiento de mis emociones en mi interior cuidando de no identificarme con ellas. Quería estar centrado y transparente. Recorrí cada etapa del *phowa* y llegué al final. Volvía a entregar el recuerdo-alma de quien había sido mi madre al Profundo, depositándola allí en común-unión con la Divinidad para finalmente retirarme con respeto de esa visión que me parecía sagrada.

A diferencia de los días anteriores, esta vez me retiraba para no volver, para dejarla marchar definitivamente. Pero, antes de alejarme, debía dejar un vínculo amoroso entre

10 El *zafu* es un almohadón, generalmente redondo, muy denso y firme, que se emplea en la práctica de la meditación zen, para permanecer sentados largo tiempo.

aquella entidad y yo; de esa forma, si yo quería atraer su recuerdo, solo tendría que emitir amor hacia ella. Y así lo hice, desde el centro de mi centro, desde mi pecho, desde el núcleo de mi alma, liberé un sentimiento de amor con el propósito de establecer un puente con ella. Ahora ya no éramos un hijo y una madre, sino dos seres que se habían cruzado y habían llegado a experimentar amor incondicional el uno por el otro, desde la libertad, sin ninguna condición ni esperando nada a cambio. Así debía ser.

Y me retiré respetuoso, despidiéndome hasta siempre. Di gracias por haber recibido el conocimiento de esa práctica maravillosa. Di gracias por haber participado en una experiencia como aquella.

Me recogí en mi vacío y me abismé en un estado semi-extático. De pronto, abajo mi teléfono móvil comenzó a sonar de forma reiterada. Permanecí impasible, en mi centro, regodeándome en aquella sensación de satisfacción, de paz, de serena tristeza a la vez que de gran plenitud y bienestar. Y, mientras, el teléfono no dejaba de sonar.

Sin prisas salí de mi estado meditativo. Inspiré profundamente, comencé a desentumecer mi cuerpo, abrí mis ojos y me dejé inundar de nuevo por la realidad. Verdaderamente sereno bajé las escaleras y me dirigí a la cocina, donde había dejado el móvil, para atender aquella llamada. Lo activé y en la pantalla apareció la siguiente identificación de llamada: «MOV MAMÁ».

UNA LLAMADA IMPOSIBLE

El mensaje que aparecía en la pantalla no dejaba lugar a dudas; el momento en el que se había producido la llamada no admitía ninguna otra interpretación. Había sucedido algo imposible: yo había recibido una llamada desde una línea de móvil que hacía años que no emitía llamadas y que nunca volvería a repetirse después. La sincronicidad que se había producido entre la llamada recibida y el momento en que yo terminaba mi *phowa* para Palmira era tremenda. En aquella ocasión la experiencia había saltado desde lo subjetivo a lo objetivo.

Mi primera reacción fue de alegría, a la vez que sentí una profunda gratitud por «la señal recibida». Luego le di algunas vueltas desde el punto de vista de la lógica y la razón más pura y práctica, aunque aquello era de todo punto imposible. De hecho, ni me planteé la posibilidad de devolver la llamada porque sabía que no encontraría respuesta ya que aquel teléfono no estaba operativo desde hacía meses.

Esa misma noche hablé con mi hermano, quien había recogido todos los enseres de nuestra madre de la residencia en la que ella había pasado sus últimos años de vida. Sin explicar por qué, le pregunté por el móvil que ella usaba. En un primer momento él pensó que yo lo quería para mi hijo o algo así, y me dijo que mejor le comprase uno antes que rescatar aquel, que era un modelo obsoleto. De hecho hacía muchos meses que ella, dado su estado, no lo empleaba. Lógicamente en la residencia tampoco lo usaba nadie, porque cuando necesitaban algo de nosotros nos llamaban desde sus propios teléfonos. El caso es que ese móvil no estaba operativo desde hacía mucho tiempo. No pregunté más ni tampoco di explicaciones.

Comenté en casa lo sucedido y quien reaccionó de forma más natural y alegre fue mi hijo. Pero antes de compartir el suceso con el resto de familia decidí hacer una pequeña gestión.

Me puse en contacto con la operadora de mi móvil, que era la misma que la del número de mi madre. Les pedí que me hicieran el favor de localizar una llamada. Gracias a una persona conocida que trabaja en aquella empresa no me pusieron ninguna pega. Me preguntaron si alguien me estaba molestando telefónicamente. Les dije que no, que solo quería identificar la procedencia de la llamada. Creo que al día siguiente de pedir la información ya me estaban llamando, explicándome que debía tratarse de un fallo del sistema porque a ellos les figuraba como «operador desconocido». No indagué más; tampoco necesitaba darle más vueltas al asunto. Había ocurrido lo que había ocurrido y punto.

A partir de ahí, compartí lo sucedido con mis hermanos y sus respectivas familias. La reacción fue parecida a la que se había dado en mi propio hogar. Los más naturales y espontáneos fueron los nietos, a quienes aquello les pareció algo estupendo y que debía ser celebrado; hasta les parecía lógico, resultado de las prácticas del tío «raro» que hacía esas cosas de la meditación, el yoga y otras parecidas.

Así se zanjó el asunto en el núcleo familiar. Sencillamente nos dimos un trago de imposibilidad sin más.

Diría el filósofo Guillermo de Ockham que «a igualdad de condiciones, la explicación más sencilla suele ser la más probable»[11]. Esta metáfora, que se emplea con frecuencia en entornos científicos y especialmente ante sucesos ordinarios,

11 Idea a partir de la cual se construye la expresión «la navaja de Ockham», para hacer referencia a que se debe buscar siempre como explicación de un suceso aquella que resulte la más sencilla, evitando así explicaciones o hipótesis innecesariamente enrevesadas. Se trata de un principio de simplicidad pero que en absoluto debe ser tomado como un axioma científico.

a menudo dejamos de emplearla ante sucesos no ordinarios como el que nos ocupa.

Y es que ante lo extraordinario, ante los desgarros que ocasionan estos sucesos en lo que consideramos «realidad», tendemos a aplicar la «navaja de Ockham» de un modo muy extraño. Empleamos el canto romo de la hoja en vez del filo; o, aún mejor, cogemos la navaja por el filo para cortar con el mango.

En fin, empezamos a especular sobre cosas verdaderamente absurdas para encontrar una explicación que se acomode a lo que consideramos que es una realidad aceptable. Hacemos que el hecho se adapte a nuestra estrecha concepción de la realidad antes que consentir en ampliar nuestra perspectiva.

Pasado el tiempo, indagué un poco más en la experiencia. Busqué información e incluso tuve el valor de compartir lo sucedido con algunas otras personas de mi confianza. Y me sorprendí al comprobar que no era yo el único «bicho raro» que había tenido alguna forma de contacto o manifestación desde el más allá de algún familiar ya fallecido.

Ahora bien, aquí hay dos precisiones esenciales que hacer para no malinterpretar el suceso que he narrado:

La primera es diferenciar claramente el propósito que se persigue practicando *phowa* de realizar la práctica como vía para la búsqueda de experiencias, llamémoslas, de «contacto». Porque si lo practicas con esa finalidad, entonces no estás haciendo *phowa*, sino otra cosa: pedir señales, invocar a alguien, etc. No, eso no es *phowa*, ni tiene que ver con su práctica y el fin para el que nos fue dado.

No perviertas esta técnica. Si quieres encontrarte con lo imposible, búscalo, pero en otro lugar y de otro modo, porque este no es el camino. Y considero oportuno añadir una advertencia: cuidado con lo que buscas, no sea que lo encuentres. Podría sucederte que eso que encuentres no sea lo que tú esperabas o buscabas.

Para mí está muy claro el propósito del *phowa*, y aquí surge la segunda precisión:

Estoy absolutamente convencido de que si no hubiera practicado con pureza, completamente enfocado en el limpio propósito del *phowa* tal cual es, nunca me hubiera sucedido lo que me sucedió. Al estar completamente enfocado en proyectar toda esa buena intención, despreocupado de todo lo demás, gracias a ello, se dio esa respuesta o señal.

El *phowa* no es algo que se practique a condición de o para obtener algo a cambio. Es un último acto de amor desinteresado e incondicional para alguien que fue importante para ti en esta existencia.

Otra cosa es contaminarlo, ensuciarlo, alterar su propósito y, por tanto, pervertir el fin para el que fue ideado por Padmasambhava[12]. Que esta idea quede clara me parece crucial.

12 Místico hindú del siglo VIII d.C. a quien se le atribuye la llegada del budismo al Tíbet y supuesto autor del *Bardo Thodol* y, por tanto, una de las primeras fuentes de la técnica *phowa*.

Además, no me cabe duda de que de no ser por aquella excepcional experiencia, ahora no estaría escribiendo sobre *phowa*. Hoy día, desde la distancia, creo que aquella llamada fue precisamente eso, una llamada, un toque de atención con un sencillo pero contundente mensaje: «Recibido. Gracias. No te lo guardes solo para ti; tienes la obligación de compartirlo».

Desde entonces hasta ahora, a todo el que me lo ha pedido le he enseñado la práctica del *phowa* y todas las personas que lo han realizado han recibido su particular recompensa y satisfacción. Es hora de compartirlo de una forma más amplia y esta es la tarea en la que nos encontramos.

LA VERDADERA VIA DE ACCESO A LA TRASCENDENCIA

«He aquí mi secreto –dijo el zorro–,
es muy simple: no se ve bien sino con el corazón.
Lo esencial es invisible a los ojos».
ANTOINE DE SAINT-EXUPÉRY

Desde el año 1993, en el que comencé a practicar la meditación y posteriormente fui ampliando mis habilidades y conocimientos en estas técnicas, he tenido la certeza de que el enemigo es lo que vulgarmente llamamos «mente». Maticemos, no se trata de la mente sino del contenido que consentimos que se deposite en ella. Porque una cosa es la *mente*, lo que yo definiría como el órgano de lo sutil, y otra bien distinta el *pensamiento*. Es fundamentalmente en el pensamiento donde radica el problema.

Pocas cosas son tan maravillosas como la experiencia de permanecer en un estado de vacío sereno, des-identificado de todo, siendo pura existencia.

En ese estado la mente permanece aquietada, serena. Está presente y completamente alerta, pero vacía de contenido. Creatividad e intuición encuentran ahí su espacio. Además, es entonces cuando se puede mirar más adentro porque la mente transparente permite ver que hay mucho más detrás del ruidoso velo del pensamiento.

Lamentablemente, la mayoría de la población desconoce esos estados en sí mismos, porque aunque ocasionalmente se producen de manera espontánea, la costumbre del ruido mental está tan arraigada que es incapaz de percibir esa quietud, reconocerla y recogerse en ella. En sus mentes se han formado verdaderos surcos ocasionados por pensamientos que se repiten día tras día, configurando creencias nunca cuestionadas y dando por buenos todos los contenidos, solo por el hecho de que se encuentran ahí, en sus propias mentes. Suena absurdo ¿no? Sin embargo es así. Por el hecho de que se encuentra en mi mente, ya es válido y es mío; incluso eso que pienso, creo que soy yo mismo.

Nada más lejos de la realidad. Ni los pensamientos son el yo, ni todo cuanto piensas es creación original tuya, sino que la mayoría de las veces son creencias culturales o de tu grupo de referencia (político, religioso, familiar, etc.) Y, aún peor, lo que hay en la mente rara vez se ha sometido a prueba para verificar su coherencia, la supuesta lógica sobre la que se sustenta. Tampoco nos paramos a pensar hacia dónde nos llevan las ideas que damos por buenas, ni muchos otros aspectos que serían dignos de una seria reflexión.

Bien, pues de aquí se deriva una sencilla pero contundente recomendación: no podemos aproximarnos a las realidades que aquí nos ocupan desde el pensamiento y lo que vulgarmente llamamos «razón», porque eso solamente nos llevará hacia laberintos sin respuestas, a argumentos hilados con nuevos argumentos que no conducen a ningún lugar, a ninguna solución verdadera. Desde ahí solo obtendremos la recompensa de la duda, la incertidumbre y la inseguridad.

En esto hay que ser un poco como los niños: hay que entrar de la mano de la intuición, con verdaderas ganas de descubrir y dejando que la experiencia (sea la que sea) fluya libremente, sin aferrarse a ningún propósito que no sea sincero y establecido desde el corazón. Y, por encima de todo, como haría un niño, no hay que cuestionarse sino avanzar con una actitud de exploración y apertura.

Aquí, más que en ningún otro asunto que se me pueda ocurrir, el que busca sinceramente acabará por encontrar y el que duda solo obtendrá más duda y sinrazón. Somos cualquier cosa menos lógicos y razonables, unos seres que prefieren vivir desde la falta de coherencia porque es lo más fácil y cómodo.

Entonces, solo hay un camino acertado de acceso a la trascendencia y es la vía del corazón, de la experiencia sentida y no predeterminada por el alienante pensamiento. Únicamente a través de esa vía podrás tener certeza, de lo contrario todo será un laberinto de dudas.

Ahora bien, estos caminos, como es habitual en este mundo, se abren en dos direcciones opuestas: lo luminoso y lo oscuro. Porque en todas estas cosas hay vías blancas, limpias o positivas, y vías oscuras o negativas. Ambas funcionan, no lo dudes, pero has de tener muy claro el camino que eliges.

Caminos como el que plantea el mal llamado «juego» de la ouija —que no tiene nada de lúdico—; quienes lo practican suelen terminar arrepintiéndose de haberlo hecho. Peor aún, la práctica de mancias oscuras es verdaderamente peligrosa y tras ellas se ocultan grandes negocios y terribles juegos de poder. Recuerda que el mago oscuro siempre muere joven.

Otro modo de llegar rápidamente a la experiencia de la trascendencia es a través de la ingesta de alcaloides, empleando las «plantas sagradas» para experimentar así esa otra realidad. Esto no deja de plantear riesgos, a menos que seas guiado por alguien verdaderamente experto, un auténtico chamán (ya que falsos hay muchos) que te prepare previamente y te acompañe.

Con la mayoría de estas propuestas tienes más riesgos de salir perdiendo que de ganar.

Por el contrario, puedes elegir vías más largas y de lentos resultados, para las que se requiere más esfuerzo pero de las que nunca podrás arrepentirte, como son la vía de la meditación, la práctica del sueño consciente o el acompañamiento de personas y animales que se encuentran en tránsito a la muerte. En cualquier caso siempre se tratará de explorar estas otras realidades sin un interés de beneficio secundario u oculto, o dicho de otro modo, o tus intenciones son verdaderamente limpias o no habrá resultados de ninguna clase.

La meditación es, sin duda, la puerta de entrada más exigente y lenta pero la que mejor te prepara para comenzar a explorar esas otras realidades y a asimilar, de forma gradual, los cambios que de estas experiencias se derivan (que son muchos y muy profundos).

El acompañamiento a personas o animales en fase terminal son grandes pruebas de humanidad y valor pero, sobre todo, constituyen enormes lecciones de las que esta sociedad está muy necesitada.

También podemos mencionar aquí los beneficios de la práctica del sueño consciente, que te abre puertas de comunicación y entrada a esos mundos. Muy frecuentemente, los seres trascendidos emplean esta vía como forma de acceso a ti y de saltarse las barreras que pone tu mente y tus creencias para establecer contacto con ellos.

Además, la práctica del sueño consciente replica una gran parte de los procesos de salida del vehículo físico que se darán cuando abandones el cuerpo de forma definitiva.

Pero hay más. Las experiencias que se obtienen con las regresiones son sin duda una gran herramienta, terapéutica y limpia, así como las que se consiguen con sesiones de respiración holotrópica y sus variantes.

Todo ello, en suma, son caminos de aproximación a la trascendencia que puedes explorar de una forma controlada, segura y acertada.

Naturalmente, dentro de estas vías además está la práctica del *phowa*, de la que desvelaremos todo cuanto nos sea posible en la tercera parte del libro para facilitarte este camino.

Todas estas opciones son más exigentes, pero con su práctica la persona va haciéndose más profunda y preparándose para acceder de forma natural a realidades más amplias y extensas que las que configuraban hasta ese momento su idea de la «realidad». Por tanto, el viaje exige un proceso de desarrollo personal que unos recorren más rápido que otros en función de la voluntad que pongan en ello y de las ganas que tengan de esforzarse. Lo mejor de todo es que, se encuentre lo que se encuentre al final del camino recorrido, siempre habrá una recompensa valiosísima que es la que se deriva del crecimiento personal obtenido.

II

TRASCENDENCIA

EL RETO QUE PLANTEA EL FIN DE LA VIDA

«Yo estaba consciente en el vientre de mi madre.
Por un lado, quería expresarme como ser humano,
pero por otro lado, no lo deseaba,
pues sentía que yo era espíritu».
PARAMAHANSA YOGANANDA,

La mayoría de las veces en que nos enfrentamos en la vida a un acontecimiento que nos pone a prueba, de esos que hacen brotar nuestras dudas más profundas, podemos crecer como seres humanos porque detrás de esas experiencias nos esperan grandes oportunidades para conseguirlo.

Son esos retos que posponemos, esas decisiones que no acabamos de tomar, los cambios de rumbo que sabemos imprescindibles para seguir avanzando y que tanto nos cuesta hacer, los que nos hacen salir de nuestras sombras, y es tras ellos donde se oculta una gran luz para nosotros. Una vez pasemos por ello obtendremos la paz y la serenidad que deseamos volver a sentir. La única condición es pasar por esa tormenta interior y afrontar eso que tanto tememos, porque es el umbral que nos separa de una nueva vida.

Tanta es la resistencia que ponemos para pasar por la experiencia como grande es la recompensa que nos espera al otro lado.

Además, ocurre que, aunque la persona trate de dar la espalda a esos retos, la vida le va cercando y cerrando opciones en la misma medida en que ella se esfuerza por huir de ellos. Súbitamente, lo personal, lo profesional, las relaciones, la economía, todo parece colapsar. Es como un extraño maleficio en el que, a mayor deseo de confort, mayores son las presiones a las que la vida te somete.

En el momento en que la persona hace un primer gesto para afrontar esas pruebas vitales y toma la decisión de atravesar su particular tormenta, así de rápido las circunstancias empezarán a cambiar, abriéndose nuevas oportunidades allí donde antes solo parecía haber muros. En este sentido afirma Viktor E. Frankl: «...cuando nos enfrentamos a un destino que no podemos cambiar, estamos llamados a dar lo mejor, elevándonos por encima de nosotros mismos y creciendo más allá; en una palabra, a través de la propia transformación... y viendo en la transitoriedad de la vida un incentivo para emprender una acción responsable» [4].

Quizás la vida nos envía contundentes mensajes a través de estas pruebas: «¡Experimenta!» «¡Crece!» Todo lo demás está en segundo lugar.

Lo que se aplica al individuo, se aplica a la sociedad en la que este se encuentra inmerso.

Creo que podemos estar de acuerdo en que empieza a ser necesaria una revisión profunda del modo en que vivimos en Occidente. Cuestiones como el respeto al medioambiente, crear sistemas económicos que no generen crisis periódicas o pasar algunas décadas verdaderamente en paz y prosperidad, podrían ser los retos en los que como sociedad deberíamos enfocarnos seriamente.

Pero, entre todas esas cuestiones esenciales, hay una en especial que la sociedad no parece manejar con soltura. Es una cuestión que requiere ser afrontada porque hacerlo nos daría acceso a una nueva luz, a una existencia más rica y plena. Me refiero a como manejamos la muerte y todo cuanto se vincula a ella. Sencillamente procuramos vivir de espaldas a ese trascendental suceso, ocultando su manifestación todo lo posible.

Más aún, manejamos este asunto con una curiosa ambigüedad. En lo cotidiano, en el entorno cercano, tratamos de pasar de puntillas por ello, que no nos roce demasiado, para que las cuestiones que nos lanza a la cara no nos pongan en la tesitura de tener que pensar sobre ellas. Las noticias están llenas de desastres humanos que nos llenan de pavor. Compartir todos esos sucesos sin más, sin ofrecer compromisos para que no vuelvan a ocurrir jamás o para que las causas de esos desastres se reparen de inmediato y para siempre, se convierte en un acto de profunda inmoralidad por parte de la sociedad que los divulga, que añade miedo e incertidumbre sin ofrecer soluciones ni respuestas. En este punto nos encontramos.

Al menos en lo individual, sí que podemos plantearnos un cambio importante. Tener siempre presente que nos encontramos de paso, como meros invitados, plantea cuestiones tan profundas sobre la existencia que representan en sí mismas una enorme oportunidad para el crecimiento.

Vivir desde la única perspectiva de ver esta vida como un suceso garantizado es mantenerse en un estado de gran inconsciencia. Es como viajar pensando que el depósito de tu vehículo es inagotable, sin tener en cuenta, además, que ese depósito no lleva un dispositivo que indique su carga ni cuándo se va a terminar esta, ni cómo de lleno estaba el tanque antes de partir. Piénsalo un poco: las decisiones que tomarías a lo largo de tu viaje no serían las mismas si pensaras que este podría ser el último trayecto. Decidir siempre desde este punto de vista lo cambia todo: te hace más exigente con tus decisiones, te obliga a estar siempre despierto, te hace más abierto a los giros inesperados del camino y, desde luego, más agradecido, porque cada tramo añadido es una perla que atesoras.

A lo largo de la Historia de la Humanidad, la práctica totalidad de las grandes civilizaciones han abordado este asunto con profundidad. Desde los primeros homínidos, tenemos importantes vestigios que apuntan a un sentido incuestionable de trascendencia: enterramientos que siguen patrones y ritualizan el acto de morir, individuos que realizaron mayores esfuerzos construyendo tumbas megalíticas que hogares duraderos, etc.

Toda la tradición milenaria de los chamanes, desde las estepas siberianas hasta las llanuras de Norteamérica, nos habla de elaborados rituales para entrar en contacto con los muertos, además del hecho de que estas culturas cuidaban con gran detalle tanto los funerales como los lugares en los que depositaban los cuerpos de sus ancestros.

Un caso excepcional es la cultura egipcia, que prácticamente se planteaba la presente vida como una preparación para optar a la vida eterna tras franquear airosamente el umbral de la muerte. Con tal fin desarrolló todo lo posible técnicas para la preservación del cuerpo mediante la momificación y creó rituales funerarios muy sofisticados, basados en un elaborado conjunto de instrucciones sobre lo que debía hacer el finado tras abandonar el cuerpo para poder superar airosamente las pruebas y el juicio de los dioses, y optar así a la vida eterna, instrucciones que se recogían en un conjunto de sortilegios llamados *Peri Em Herú*[1] (traducido como *El Libro Egipcio de los Muertos*) [5].

Pero no creas que la historia acaba ahí; tenemos propuestas como la que nos ofrece el budismo, que plantea sucesivas existencias a través de conceptos como el de la reencarnación. Incluso aquí, en Occidente, entre los siglos XIV al XVI, dispusimos de una obra ampliamente difundida, conocida como *El Ars Moriendi*, un verdadero manual sobre cómo tratar y asistir al moribundo, además de como facilitar instrucción al vivo para preparar su propia muerte.

No es el momento de hacer un recorrido exhaustivo a lo largo de la Historia en relación a este asunto pues habría muchísimo de qué hablar. Solo trato de que comprendas que probablemente la sociedad occidental de hoy día sea la que peor preparada está para afrontar la muerte, su significado y todo cuanto tiene que ver con el fin de lo que llamamos «vida».

Así pues, revisar nuestra forma de ver la vida, ampliando nuestra perspectiva sobre la muerte, nos abrirá nuevos caminos de crecimiento personal y social.

---

1 El conservador del Museo Británico, Ernest Wallis Budge, quien obtuvo para el citado museo el que probablemente sea el papiro con este contenido más conocido en el mundo, vino a referirse a estos textos bajo el nombre *El Libro Egipcio de los Muertos*. A partir de entonces se popularizó esta traducción, que lamentablemente se aleja mucho del verdadero significado del *Peri Em Herú*, que textualmente quiere decir: «El Libro de la Salida a la Luz».

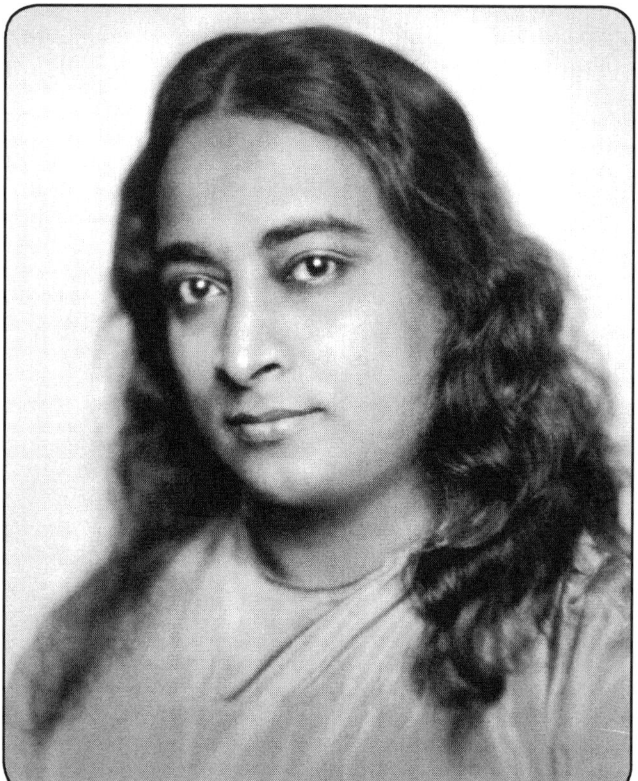

Imagen 1. Paramahansa Yogananda.

UN YOGUI EXCEPCIONAL QUE HABLA DE TRASCENDENCIA

Paramahansa Yogananda [6] fue un yogui excepcional a quien muchas personas en Occidente debemos la aproximación a la verdadera disciplina del yoga[2]. Sacrificó su dichosa existencia junto a su amado gurú[3] Sri Yukteswar para seguir sus mandatos y los de su *Param Gurú*[4] Mahavatar Babaji, quienes lo instaron a abandonar su plácida existencia en la India para viajar a Occidente con la tarea de mostrarnos el camino de la liberación.

Qué grado tan elevado de conciencia alcanzaría este yogui, que el viernes 7 de marzo de 1952, tras participar en la inauguración de la embajada de la India en EEUU, abandonó consciente y «voluntariamente»[5] esta existencia. Todas sus tareas en este plano habían sido culminadas con éxito[6].

Más aún, Yogananda explicaba lo duro que había sido su regreso a esta última reencarnación, pues ya era plenamente consciente en el vientre de su madre, cuando era feto en desarrollo. Vivía en su psiquismo el enorme conflicto de volver

2 El yoga es el conjunto de disciplinas físicas y mentales que permiten al practicante alcanzar estados de comunión con la divinidad.

3 El término «gurú» se emplea para referirse textualmente al «maestro que disipa la oscuridad».

4 *Param Gurú*, el gurú de su gurú, o dicho de otro modo, el maestro de su maestro.

5 Texto destacado por el propio autor.

6 Este suceso que aquí te refiero no debes considerarlo como un mito porque se trata de un hecho con numerosos testigos y debidamente registrado. Esta aclaración se hace necesaria porque, a menudo, nos referimos a todo aquello que escapa al alcance limitado de nuestra pequeña concepción de la realidad como si se tratase de una fantasía, una alucinación o un mito, solamente porque se sale de nuestro esquema de lo que es posible.

a la esclavitud de una existencia física abandonando una vez más el estado natural del ser como espíritu para volver a sumergirse en los planos más bajos de la materia, con todas las limitaciones que ello implica.

En sus escritos, este maravilloso gurú narró más sucesos vinculados con la muerte y la trascendencia. Es particularmente interesante la descripción que hace de la visita que recibe de su maestro ya fallecido, que se le presenta para mantener una entrevista con él. Paramahansa describe con todo detalle como se formó la figura etérica del maestro y como este le explicó que el hecho de poder mostrarse así ante él se trataba de un permiso muy excepcional. El maestro le pidió explícitamente que no le tocara y luego Yogananda describió la peculiar forma en que se desvaneció la figura de su gurú, desde los pies hacia el centro de su pecho (peculiar forma de desvanecerse una imagen, similar a otros sucesos de este tipo de los que he escuchado testimonios).

INNUMERABLES HUELLAS A LO LARGO DE LA HISTORIA

Al menos por una vez, date la oportunidad de contemplar la posibilidad de que la existencia en esta vida física no sea más que un breve capítulo de una historia tan vasta que nuestro concepto del tiempo no la puede abarcar.

La cuestión es que, si esto fuese así, exigiría una revisión muy profunda de nuestro modo de vida. Implicaría cuestiones como que lo que no queda resuelto en cuanto a aprendizajes vitales importantes, será retomado y replanteado en sucesivas existencias hasta que esa experiencia de gran valor para nuestra alma sea superada o integrada. A partir de ahí, entender las relaciones que nos vinculan los unos a los otros cobraría una nueva dimensión, porque nos encontraríamos una y otra vez disfrazándonos bajo papeles muy diversos, ahora como hermanos, luego como pareja, más tarde como amigos, luego... La vida, entonces, debería ser entendida como una oportunidad maravillosa para acumular experiencias, situada por encima de nuestro empeño en acumular posesiones o simplemente pasar por aquí sin ningún otro fin.

Acerca de la muerte se nos han contado muchas mentiras. Se nos repite una y otra vez que la existencia más allá de la presente vida es un suceso indemostrable. Sin embargo, el que se interesa verdaderamente por estos asuntos encuentra cada día más testimonios y pruebas, en forma de hechos y contundentes evidencias que cuestionan tal negación.

Otorgamos mayor peso de verdad a los dogmas religiosos o científicos que a las declaraciones de miles de seres humanos que, en primera persona, o como testigos de sucesos excepcionales, nos dicen que la existencia no empieza ni acaba en esta vida.

La paradoja es que ni tan siquiera las personas que se dicen religiosas creen verdaderamente en la fe que profesan, pues muchas de tales creencias afirman tajantemente que su alma es eterna. Solo creen en aquella parte del mensaje que les interesa o encaja en su esquema; el resto es descartado.

De otro lado, a la ciencia parece bastarle con considerar que con el fin de la vida corporal la cuestión queda zanjada. Sin embargo, los testimonios hablan de cuestiones escurridizas como una consciencia no vinculada al cuerpo físico con memoria e identidad completas...

En cualquier caso, desde el rasero de la ciencia, la religión o cualquier conjunto de creencias limitantes, tratamos de dar una explicación —a veces muy complicada sino ridícula– a lo que no entendemos, antes que aceptar como reales y veraces los numerosos testimonios que nos hablan tanto de una pre-existencia como de una post-existencia.

Lamentablemente hemos perdido todo atisbo de inocencia, sencillez y humildad para aceptar lo que los hechos nos dicen más allá de lo establecido, más allá de que los mismos puedan ser pesados, medidos u observados por una determinada máquina[7].

¿Qué peso tiene un profundo sentimiento de amor? ¿Cuál es su longitud, ancho, composición química, fórmula matemática...? Y no por ello el amor deja de ser una experiencia tangible, intensa y mucho más compleja que su simple declaración. Reducir el amor a meras respuestas fisiológicas, a la secreción de neurotransmisores y hormonas

7 Por cierto que esa máquina a lo mejor ya está inventada y hasta es posible que el alma o espíritu haya podido ser captada de alguna forma. Te sugiero que indagues sobre las investigaciones del doctor en física Konstantin Korotkov [7], quien, a través de su sistema GDV (Visualización por Descarga de Gases), ha logrado imágenes e investigaciones muy sorprendentes sobre el campo energético humano en relación a la salud, el estado de la consciencia, etc. Se trata de una verdadera re-evolución de los trabajos de Kirlian y sus trabajos en Bioelectrofotografía.

es un reduccionismo que raya en lo grosero y absurdo. Hemos consentido en crear un mundo tan singular que es hasta probable que el dolor esté mejor medido y cuantificado que la misma experiencia amorosa. Solo vemos en la dirección que nos interesa mirar y todo ello no es más que un reflejo del estado de inmadurez espiritual en el que se encuentra el conjunto de la Humanidad.

El caso es que Yogananda no es el único que nos habla de recuerdos existenciales antes de la vida. Ahí están los trabajos del genial psiquiatra transpersonal Stanislav Grof [8], quien, primero a través de alcaloides[8] como el LSD, y posteriormente gracias a la respiración holotrópica[9] (técnica enseñada por el yogui Swami Muktananda –«Baba»–, maestro de su segunda esposa Christina), hace posible que los sujetos tengan experiencias subjetivas (voy a calificarlas de «subjetivas» para hacértelo más fácil de asimilar) relacionadas, no solo con estados y sucesos previos al momento del parto que son recordados, sino incluso con anteriores vidas. La cuestión es que quienes logran acceder a esas experiencias obtienen un intenso efecto terapéutico en una sola sesión. Y ese profundo cambio es duradero y completamente objetivable.

En la misma dirección apuntan los trabajos del ya desaparecido médico y bioquímico canadiense Ian Stevenson, [9] quien se tomó la molestia de verificar cientos de casos de niños que afirmaban recordar vidas pasadas. Encontró numerosas evidencias de veracidad, muy difíciles de explicar de no tener en cuenta la posibilidad de que el fenómeno «reencarnativo» esté detrás de ellas. Esa misma línea de trabajo

8 Substancias naturales o sintéticas que facilitan o provocan estados alucinógenos o de visión interior.

9 Técnica que combina la respiración y la relajación, además de inducir, con música y trabajos previos, a que el sujeto que se somete a la experiencia pueda entrar en estados alterados de conciencia que le permitan acceder a información muy relevante para sus circunstancias y que, por lo general, permanece fuera del ámbito de su consciente.

la continuaría después el psiquiatra Jim B. Tucker [10] con idénticos resultados.

Y qué decir del hecho de que Yogananda abandonase voluntariamente esta existencia. Pues no es el único yogui que ha realizado una proeza semejante. Son muchísimos los casos de yoguis que, habiendo alcanzado un elevado nivel de realización, han elegido el momento de abandonar esta existencia. Uno de mis preferidos es el caso de Ramalinga Swamigal[10] [11 y 12], porque los acontecimientos tan excepcionales de su biografía sucedieron durante la época de ocupación británica de la India, y los propios notarios y jueces ingleses fueron testigos de excepción de los extraordinarios hechos que rodearon la existencia y salida de este plano de este verdadero avatar de la compasión.

Tengo testimonios directos de personas que han estado en viajes de exploración al interior de la selva amazónica y que refieren similares capacidades en algunos de los miembros de tribus de aquellas regiones. De como algunos de estos indios, llegado un determinado momento reconocido por ellos, tranquilamente se despiden de la tribu y se retiran a un lugar en el interior de la floresta donde se sientan y dejan que su alma se libere de esta existencia con total consciencia y serenidad.

Para nosotros lo fácil es concluir que todo esto son cuentos y románticas leyendas. Pero lo cierto es que, con el paso de los años, a medida que la medicina occidental dispone de mejores sistemas de resucitación, son más y más los casos de personas que afirman haber experimentado un estado de

---

10 Tras advertir a sus seguidores de sus propósitos de abandonar este plano existencial y despedirse de aquellos más cercanos a él, se recogió en su modesta choza para fundirse con el cosmos generando en el proceso una explosión de luz a media noche del viernes 30 de enero de 1.874. Se conserva, en conmemoración de este suceso, una lámpara que permanece encendida desde entonces, como símbolo y recuerdo de tan singular hecho protagonizado por este gigante espiritual.

existencia y percepción independiente del cuerpo mientras se encontraban sufriendo una parada cardiorrespiratoria e inactividad cerebral (encefalograma plano).

Es solo cuestión de tiempo —y quizá poco— que los hechos resulten tan incontestables que no admitan otra explicación que la que esos testimonios describen: que la consciencia existe completa, conservando su identidad, memoria, inteligencia y voluntad con independencia del cuerpo.

Este no es el momento de compartir la enorme cantidad de evidencias que hay en torno a la manifestación de la trascendencia. Tampoco este libro va a proponer una selección de testimonios —por interesantes que algunos pudieran resultar—, porque el objetivo ahora es proponerte una experiencia que a ti, en la intimidad, sin la ayuda de substancias o aparatos, te permita rozar con la yema de los dedos el más allá.

Otra cosa que también se nos ha dicho es que nadie ha venido a contarnos qué hay después de la vida. Tampoco es del todo cierto. Ya hemos mencionado la visita de Yukteswar a Yogananda, pero el caso es que además tenemos los cientos de experiencias recopiladas por el periodista japonés Shuji Okuno, quien con un respeto exquisito, se tomó la molestia de recoger los testimonios de familiares de víctimas del tsunami que el 11 de marzo de 2011 asoló las costas japonesas. Todas esas personas afirmaban haber recibido la visita de sus seres queridos muertos o desaparecidos durante la catástrofe. Se calcula que al menos el 20% de las familias que sufrieron estas pérdidas tuvieron alguna clase de experiencia entre tres y cuatro meses después del terrible suceso. En la inmensa mayoría de los casos, el aparecido entregaba un mensaje tranquilizador y de esperanza, invitando al familiar a seguir adelante con su propia vida.

Curiosamente no se trata de un caso excepcional, pues la mayoría de las veces que se producen eventos terribles de esta índole en los que se producen multitud de víctimas, un elevado porcentaje de sus familiares tienen este tipo de experiencias en las que son «visitados» para recibir mensajes tranquilizadores y de ánimo. Por ejemplo, durante la Segunda Guerra Mundial se reportaron miles de casos de madres de soldados que conocían la triste noticia de su muerte a través de este tipo de experiencias donde se aparecían sus propios hijos para despedirse. El número de casos fue tan elevado que se vino a llamar a estas experiencias «proyecciones en crisis» o «apariciones en crisis» (término que ya quedaría acuñado en lo sucesivo). Ahora bien, lo sencillo es hablar de «alucinaciones» para explicar esta casuística; sin embargo, llama la atención que tantas madres de culturas y creencias distintas, con biografías sumamente diversas, parezcan ponerse de acuerdo en «alucinar» con la misma temática y hacerlo sincrónicamente con el momento inmediatamente posterior a que sus hijos fallecieran.

Como digo, hay numerosas evidencias en todas las culturas, épocas y circunstancias imaginables; otra cosa es que estemos dispuestos a tenerlas en consideración.

EL APOCALIPSIS MORAL Y LA REVISION DE LA PROPIA VIDA

«En el momento de la muerte,
no se nos juzgará por la cantidad de trabajo
que hayamos hecho, sino por todo el peso
de amor que hayamos puesto en él».
MADRE TERESA DE CALCUTA

Ha llegado el tiempo de revisar nuestra forma de ver y entender la muerte, porque por encima de todo se hace necesario cambiar la forma en que vivimos.

Estamos ante un verdadero apocalipsis, pero no como lo plantean las profecías catastróficas o como nos lo vende Hollywood. No, el apocalipsis al que yo me refiero es un apocalipsis moral.

He vivido las suficientes décadas como para haber compartido mi existencia con un mundo que ha estado permanentemente en guerra. Generalmente pensamos y mencionamos la Primera o la Segunda Guerra Mundial, pero esto no es más que puro despiste o, peor aún, hipocresía. La realidad atroz es que siempre hay una o varias guerras en curso. He coexistido con la guerra de Vietnam, con los golpes militares y dictaduras de Sudamérica, con la guerra de los Seis Días, con la de las Malvinas, la de Angola, el Apartheid, la guerra de los Balcanes, la invasión de Irak, la guerra de Afganistán. Disparates como el 11S, el 11M, los atentados de Londres o los de París y todo tipo de monstruosidades en África como el genocidio de Ruanda. Y podemos continuar con las actuales guerras en Siria y Ucrania... y no he querido dejarme llevar por la tentación de tomar un libro de Historia para hacer un listado exhaustivo.

La cuestión es que no he vivido, ¡perdón!, no hemos vivido una sola década en un planeta en paz. En ningún mes de mi existencia, semana o día, puedo afirmar que el mundo haya estado en completa armonía. No ha habido un solo instante de mi (nuestra) existencia en el que no hayan muerto miles de seres humanos víctimas de la violencia, en todo semejantes a ti y a mí.

Lo peor de todo es que sé que mi vida se consumirá en un planeta en el que el respeto por los semejantes seguirá sin ser un principio incuestionable. ¿Hasta cuándo? ¿Qué atrocidades aún mayores necesitamos experimentar? ¿Hasta dónde hemos de subir el umbral del dolor humano para que clamemos al unísono: «¡ya no más!»?

Profundizando en los textos del *Peri Em Herú* reflexioné largamente sobre la famosa escena del juicio del fallecido ante el tribunal de Osiris, en la que se pesa su corazón contra la pluma de Maat. Si el corazón pesaba más que la pluma, el juzgado era castigado, y salvado si pesaba menos. Sin embargo, cuando el corazón y la pluma pesaban lo mismo, no solo se otorgaba salvación a esa alma, sino que además pasaba a ser alguien que había vivido siguiendo principios de verdadera justicia y equilibrio. ¡Qué mensaje más delicado y maravilloso! Con aquel gesto se ponía en otro nivel de valor, una existencia regida por principios de equidad, respeto, no intromisión o, dicho de otra forma, el pasar por la existencia de tal modo que en este mundo y en los otros no quede otra huella que la de tu acción desinteresada y el respeto exquisito al libre albedrío del otro. Un verdadero y sencillo principio moral, aunque aplastante.

Imagina que la trascendencia fuese un hecho cierto. Que como afirman tantos miles de personas[11], una de las primeras cosas que sucederán al pasar al otro lado es que realizarás una revisión de tus actos contemplando el impacto que los mismos ocasionaron en la vida de aquellos con los que te cruzaste en un estado de consciencia plena, equilibrada y expandida.

Cómo cambiaría entonces la perspectiva si de pronto comprendiésemos que nos encontramos ante una sucesión de numerosas vidas (acaso decenas de miles), en las que nuestra alma dispone de multitud de experiencias y oportunidades (tantas como necesite) para crecer y convertirnos en seres plenamente conscientes y responsables de cada acto y decisión tomada.

Abiertos a esta posibilidad, esas personas capaces de ocasionar tanto dolor a otros, ¿crees que podrían seguir comportándose de igual modo?

La tendencia general es poner en duda el testimonio de todos cuantos afirman haberse topado con la trascendencia de una u otra forma. Sin embargo, aquellos que se han enfrentado a estas experiencias han experimentado cambios internos tan profundos e inmediatos que ni muchas horas de terapia acumuladas a lo largo de meses o años de tratamiento serían capaces de generar. Cualquiera con un poco de formación clínica puede reconocer que un cambio así es en sí mismo algo excepcional. No hay un testimonio de mayor valor y verdad que ese.

---

11 Penny Sartory [13] aporta las siguientes estadísticas: según una encuesta reciente realizada por el Instituto Gallup, al menos ocho millones de americanos han experimentado una ECM (Experiencia Cercana a la Muerte); al menos el 8% de la población australiana y al menos tres millones de alemanes han experimentado una ECM. Y si aplicamos estos mismos ratios a la población española, ahora mismo hay 1,35 millones de españoles que han tenido una de estas experiencias. Pero, además, a medida que las técnicas de resucitación mejoran, estas cifras no hacen sino crecer y crecer.

Así pues, no importa tanto lo que dicen sino cómo el suceso vivido (por muy subjetivo que lo queramos considerar) ha impactado en el individuo modificando todos sus esquemas acerca de cómo afrontar lo que le queda de vida, sus relaciones, reposicionando sus escalas de valores, haciéndole más sensible y empático, espiritual y profundo y, en fin, convirtiéndolo en mejor persona.

En las páginas que siguen, te voy a dar información y a proponer que practiques una técnica de visualización para tus seres queridos cuando sus vidas lleguen a su fin. Así de sencillo.

Lo mejor de esta propuesta es que esa práctica no exige de un gran esfuerzo y no genera ninguna dependencia de ninguna tecnología, ni obliga a seguir a ningún gurú. A partir de ahí, incluso hasta puede sucederte que la trascendencia consienta que tú puedas atisbarla. De recibir tal regalo todas tus posibles dudas habrán sido despejadas y la vida cobrará para ti un nuevo sentido.

La experiencia directa de las cosas es lo mejor que se le puede ofrecer a las personas para que luego ellas obtengan sus propias conclusiones. En última instancia, de esto se trata: que obtengas tu propio testimonio sobre la trascendencia. En primera persona.

III

LOS ORIGENES DEL PHOWA

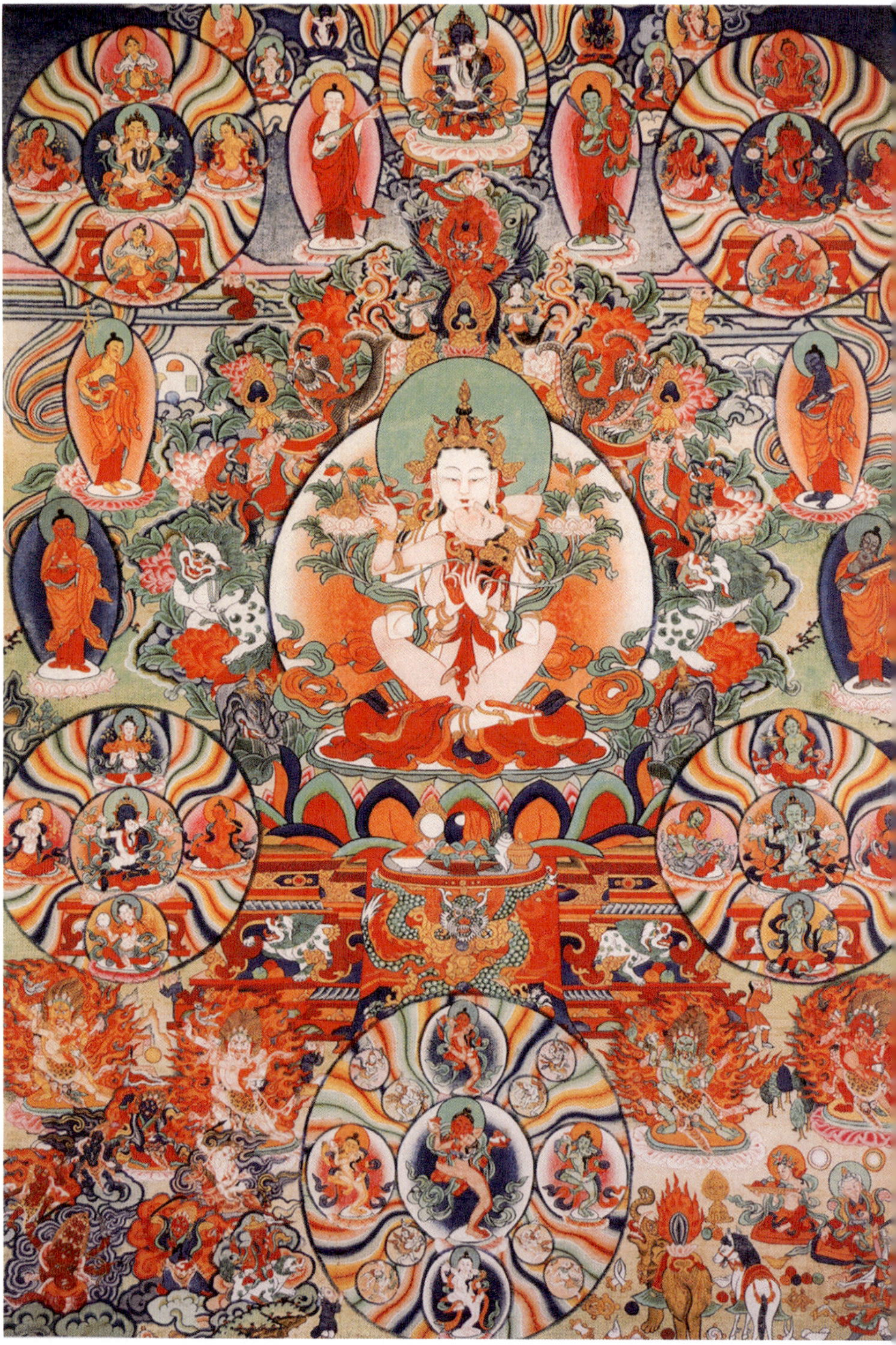

Imagen 2. El *Bardo Thodol*.

«No examines las limitaciones de otros.
Examina, sin embargo, cómo transformar las tuyas.
No examines los defectos de los demás, sino los propios.
El mayor de todos los males es criticar a otras personas
sin conocer su mente. Abandona por tanto
todo prejuicio como si fuera veneno».
PADMASAMBHAVA

Como ya te he adelantado, el origen de nuestra singular experiencia se encuentra en el *Bardo Thodol*, libro escrito en el siglo VIII d.C. por Padmasambhava. Comprender el contexto temporal y filosófico en el que nos encontramos requiere entender una serie de conceptos de enorme relevancia, todos ellos volcados en esta obra.

Empezaremos por explicar el significado del título, hablaremos de su historia y de como este peculiar documento llegó hasta Occidente, para terminar centrándonos en la singular figura de su autor.

EL CONCEPTO DE «BARDO» O «ESTADO INTERMEDIO»

El término *bardo* textualmente significa «estado intermedio». Con este concepto, el budismo hace referencia, de una forma genérica, a los posibles estados de existencia en los que la conciencia se manifiesta.

A menudo, se emplea el término *bardo* para referirse a los «estados intermedios entre vidas», pero veremos que esto no es correcto y que su sentido es mucho más amplio. Es por este motivo que me refiero a los posibles estados en los que la consciencia[1] se manifiesta.

Tengamos en cuenta que en el entorno budista en el que nos encontramos no existe ninguna duda sobre la realidad de la preexistencia o la post-existencia antes y después de la vida en el plano físico. Por tanto, ellos admiten conceptos como el de la reencarnación y la idea de un ciclo interminable de vidas como un proceso necesario para que el alma (espíritu, chispa divina o consciencia) alcance un grado tal de sabiduría y conocimiento que la libere de la necesidad de reencarnar en estos planos materiales para seguir creciendo en planos más sutiles.

---

1 Explícitamente hablo de «consciencia» pues, al margen del vehículo denso, sutil, energético, etc. que emplee la consciencia para manifestarse, es lo que va a estar siempre presente (la conciencia de existir como ser diferenciado), siempre completa, manteniendo la identidad, la inteligencia, la voluntad y, en fin, todos los atributos de una entidad completa y de una categoría al menos igual sino superior a la de un hombre en su manifestación física. Es por esta razón —a mi entender de enorme relevancia—, que evito aquí términos del tipo, alma, espíritu, astral o similares.

Luego el camino de perfeccionamiento no acabaría nunca y sería la última finalidad de la existencia y un deseo inherente a la naturaleza de tu esencia más íntima.

Ahondando un poco más en el concepto de *bardo*, el budismo habla hasta de seis *bardos* (o posibles formas de manifestación de la existencia de la conciencia humana individual):

1. Desde la muerte del cuerpo y hasta que esa consciencia se vuelve a readaptar al mundo espiritual del que vino y al que retorna (*Chikhai bardo*)
2. La existencia de esa consciencia mientras se encuentra en ese plano espiritual y hasta que decide volver a reencarnar (*Chonyid bardo*)
3. Desde que la consciencia ha cerrado su decisión de regresar eligiendo las mejores condiciones para la nueva experiencia que desea incorporar y que incluye toda la gestación de su nuevo cuerpo y la readaptación al nuevo vehículo corporal que va a necesitar. Este *bardo* alcanza hasta el momento del parto (*Sidpa bardo*)
4. Ya, una vez reencarnada esa consciencia, se considera también un *bardo* a los mismos estados del sueño. Tengamos en cuenta que cada noche hay estructuras sutiles que se ensamblan y desensamblan, reproduciendo parte del mismo proceso que se dará –pero ya sin retorno– cuando la consciencia decida abandonar definitivamente este plano

5. También son considerados un *bardo*, los períodos en estado de meditación que pasa la persona en este plano material (*Dhyana bardo*)
6. Por último, la misma vida en este plano físico, que sería otro estado intermedio o *bardo* más

Como vemos, se trata de un concepto bastante más amplio de lo que en un principio se podría pensar y que contempla estados muy interesantes como el sueño o la meditación, todos ellos momentos sumamente especiales en los que pueden producirse experiencias de gran relevancia relacionadas con el tema que nos ocupa. Verdaderamente, la persona que se adentra sin temor a explorar otros estados de conciencia más allá del estado de vigilia ordinario descubrirá que lo que llamamos «realidad» no es más que una pequeña perspectiva de algo muchísimo más vasto.

Ahora bien, cuando Padmasambhava nos habla de estos «estados intermedios», se centra especialmente en los tres *bardos* que se dan tras el óbito: el primero o *Chikhai bardo* (que es el que más nos interesa para la práctica del *phowa*) en el que se describen los ajustes y adaptaciones que debe sufrir el fallecido en su cambio de estado desde su última vida física y de regreso al mundo espiritual. Son los primeros momentos tras la muerte que pueden dilatarse a lo largo de días, en los que la persona en ocasiones no comprende bien lo que le ha sucedido. Por ejemplo, alguien que ha fallecido repentinamente como resultado de un accidente, generalmente pasará por un estado de shock y confusión, aunque no necesariamente esos estados de desorientación se producen solo por una muerte súbita y violenta.

En nuestra cultura, la persona no suele tener ninguna o muy poca información sobre qué puede esperar que le suceda cuando muere. La tendencia es aferrarse al mundo que hasta hace poco era su entorno natural, pero que ahora ya no se ajusta en absoluto al estado inmaterial en el que se expresa su existencia.

Así pues, todo lo concerniente a esta primera etapa sería el primer *bardo* y es justo en este entorno donde se va a desplegar nuestra actividad de *phowa*.

El segundo *bardo* o *Chonyid*, es la verdadera etapa entre vidas. La descripción de lo que experimenta la consciencia mientras permanece en ese estado inmaterial tras el término de una vida y hasta que decide volver a reencarnarse. Esta etapa ahora no es objeto de interés para nosotros, pero si deseas profundizar en estos contenidos, algunas de las obras de Allan Kardek ofrecen mucha información (en especial sus obras *El libro de los espíritus* [14] y *El Cielo y el Infierno* [15]). También valora ver películas como la producción brasileña *Nosso Lar*, cuyo guión escribió el conocido médium Chico Xavier [16] y que también puedes encontrar en formato libro.

Continuando con lo expuesto por Padmasambhava, el tercer *bardo* o *Sidpa*, hace referencia a todo cuanto sucede desde el momento en que la consciencia toma la decisión de volver a reencarnarse en el plano de lo denso hasta la gestación y el parto. Es una etapa en la que el alma, acompañado por entidades espirituales elevadas que la asesoran, decide cuál será el guión principal de esa nueva vida y las experiencias por las cuales deberá pasar para aprender lo que más necesite, según el estadio evolutivo en el que se encuentre.

Es el momento de elegir el entorno familiar y el contexto más adecuados para que se den esas circunstancias que requiere. Ahora el alma va a supervisar muy estrechamente todo cuanto sucede; incluso puede llegar a presenciar el acto sexual en el que será fecundado el óvulo que conformará su nuevo cuerpo por aquellos que luego cumplirán el rol de padres en esa nueva experiencia «reencarnativa».

A ello le seguirán las sucesivas visitas que hará esa entidad a ese útero en gestación y todo el difícil reajuste al nuevo vehículo corporal, al que deberá atarse para cumplir con sus nuevos planes y objetivos de aprendizaje. Se trata de una readaptación a la densidad muy dura, por lo que se acoplará al feto durante períodos de tiempo breves, que se irán alargando más y más, a medida que el momento del parto se acerque.

Así como en este *bardo* la consciencia va visitando su nuevo cuerpo y pasando en él períodos de tiempo más y más dilatados, readaptándose antes de reencarnar definitivamente, lo mismo le ocurre al moribundo que empieza a tener contacto con la otra realidad cierto tiempo antes de que el momento final llegue, y muy especialmente si la muerte se produce de forma natural o tras un proceso de enfermedad[2].

---

2 Cada día se suceden más y más estudios acerca del tipo de sueños que tienen los moribundos, demostrándose que los mismos poseen gran número de coincidencias, con independencia de su cultura, creencias religiosas, etc. Así, empiezan a soñar cada vez con mayor frecuencia con parientes ya fallecidos o con entidades espirituales que esperan o preparan para el tránsito, lo que ocasiona en ellos un efecto tranquilizador y terapéutico que reduce en un alto grado el miedo a la muerte. Ver los trabajos del Dr. Christopher W. Kerr (et al) realizados en el *Center for Hospice and Palliative Care de Cheektowaga* (New York), entre enero de 2011 y julio de 2012, cuyos resultados publicaron en el *Journal of Palliative Medicine* en el año 2014, acerca del poder terapéutico que estas experiencias tienen para los enfermos terminales y que no tienen nada que ver con situaciones de delirio sino que están llenas de realismo, contacto con la realidad y una carga emocional llena de significado [17].

Este tercer *bardo* es una experiencia verdaderamente intensa y son muchos los niños los que, en etapas tempranas, si no son censurados, son capaces de traer al recuerdo experiencias de esos momentos prenatales y anteriores. Incluso el adulto, empleando las técnicas adecuadas, tiene la posibilidad de acceder a algunos de esos recuerdos (ver trabajos de Stanislav Groff, ya mencionado en la bibliografía [8] o los de Michael Newton [18 y 19]).

Pese a estas generalidades no hay patrones fijos y se produce tanta diversidad como personas y circunstancias hay en el mundo. Así, por ejemplo, en este tercer *bardo*, una persona muy poco evolucionada no tendrá prácticamente ningún poder de decisión sobre su próxima vida. Las condiciones de la misma le vendrán impuestas por las autoridades espirituales, mientras que un alma elevada tendrá cada vez más poder de decidir e incluso negociar las condiciones y situaciones con las que lidiará. Sobre estos asuntos volveremos más adelante, cuando veamos que el *phowa* no es igual para todo el mundo.

EL BARDO THODOL: SU VERDADERO SIGNIFICADO

El título completo de esta obra es *Bardo Thodol Chen Mo*. La primera palabra, *bardo*, ya la hemos explicado, ahora vamos con las otras dos.

La palabra *Thodol* está compuesta por dos partículas: *Thos-grol*. *Thos* quiere decir «escucha», además de tener otras acepciones muy interesantes para el caso que nos ocupa como son «aprendizaje» o «comprensión». La segunda, *grol*, significa «liberación». Ahora sí, podemos entender el título de la obra: se trata de la «liberación a través de la audición-aprendizaje en el estado intermedio».

Finalmente, *Chen Mo* quiere decir «grande». Luego, uniendo todo estaríamos ante un texto titulado: «La gran liberación a través de la escucha-aprendizaje en el estado intermedio».

Este es el verdadero título que dio Padmasambhava a su obra. Como ves, su autor pensó muy bien los términos que incluía y no dejó nada a la libre interpretación.

Es muy importante entender el verdadero título y el significado de este texto, porque vulgarmente en Occidente nos referimos a él como: *El Libro Tibetano de los Muertos*.

Sin duda se trata de una desafortunada traducción, pues hace que se pierda mucho del sentido profundo de la obra ya desde el primer contacto con ella. No se menciona que hay una audición y que se produce un estado de aprendizaje. Además, al introducir el concepto occidental de «muerte», seguimos intoxicando el documento con un sentido finalista, que es lo que significa para nosotros el término «muerte» (fin, final de toda existencia). En un momento hemos eliminado, consciente o inconscientemente, aspectos esenciales que nos eran indicados en el mismo título, entre otros, algunos tan cruciales como el de «liberación». No podemos pasar por alto datos tan relevantes como estos.

Precisamente, uno de los principales objetivos que persigo con este trabajo de divulgación es comenzar a sensibilizar a la gente sobre la posibilidad de que la muerte no sea otra cosa que un tránsito hacia otro estado del ser. Al fin y al cabo se trataría de un nuevo parto —ahora de salida— del estado material hacia un estado energético o inmaterial, del cual Occidente, fiel a su visión materialista de la existencia, ha borrado todo vestigio y recuerdo.

Es mi propósito invitar al lector a que comience a considerar que la muerte no es otra cosa que lo opuesto del nacimiento: portales de salida y entrada, respectivamente. Un suceso, entonces, que nada tiene que ver con el sentido de aniquilación, destrucción o desaparición del ser, tal y como parecemos tener grabado en nuestro ADN mental.

Volviendo al verdadero título de la obra, es imprescindible no perder de vista el hecho de que para el budismo el mayor logro que la persona puede alcanzar en la reencarnación presente es ese estado del despertar de su consciencia, un estado capaz de liberarlo de la rueda de reencarnaciones. En este sentido, lo que nos dice el *Bardo Thodol* es que, aunque esta vida haya llegado a su fin, aún no se ha perdido la oportunidad para alcanzar esa liberación, hecho que en sí mismo brinda una nueva oportunidad de incalculable valor.

Ya sea tras el óbito, o más adelante, la iluminación y la liberación aún pueden alcanzarse, para lo cual el texto facilita una serie de instrucciones precisas con la intención de que el finado pueda alcanzar esa noble meta. De ahí que aparezca este concepto tan relevante en su título: «liberación».

Finalmente, se cita la vía de la «audición» porque el texto está pensado para que sea dictado al oído del moribundo en su lecho de muerte, por ser este sentido el último en perderse cuando el resto de funciones vitales se van apagando.

Sin ánimo de extenderme en estas cuestiones, a medida que el cuerpo energético (y en este caso la consciencia) se va liberando del cuerpo físico ya inútil, va desconectándose de los diferentes órganos y, salvo en los casos de muertes violentas, este proceso se va dando de una manera progresiva e implica el transcurso de horas o incluso días. Es más, si la muerte se produce por causas naturales (en especial no violentas), el sujeto comienza a vislumbrar el otro estado días antes o al menos horas antes de producirse el deceso. De ahí que el moribundo en estado de vigilia en muchas ocasiones afirme ver a familiares o conocidos ya fallecidos o que describa sueños, especialmente lúcidos y reconfortantes, en los que se encuentra con ellos.

En el fondo, las estructuras sutiles del individuo van preparándose para el cambio de estado que va a experimentar la consciencia antes de que se concrete el tránsito definitivo. Es lo mismo que hace el alma cuando está en tránsito de reencarnarse pero en un sentido inverso.

Así pues, se trata de un verdadero manual de instrucciones. El sentido de la audición se va a mantener (aunque ya no haya prácticamente signos vitales) y servirá de canal de acceso a la conciencia de la persona que está en sus últimos momentos. Así, el finado solo debe realizar un mínimo esfuerzo por atender al que lo orienta y seguir sus valiosas indicaciones, porque ellas le dirán qué hacer, cómo comportarse y qué encontrará desde el momento en que fallezca y hasta que regrese de nuevo a la materia. Más aún, lo que se supone que debería hacer para que durante esos estados intermedios pueda lograr la liberación definitiva de la pesada carga que supone volver a la vida en un nuevo cuerpo mortal.

Ahora sí, el rebuscado título de la obra cobra todo el sentido para nosotros.

¿Es el *Bardo Thodol* el único documento de este tipo? No, en absoluto.

Considerando que esta obra fue escrita en el siglo VIII d.C., hace más de treinta siglos los egipcios elaboraron el conjunto de hechizos que conforman el *Peri Em Herú* (el *Libro de la Salida a la Luz* —comúnmente llamado *El Libro Egipcio de los Muertos—;* de nuevo el título no obedece al verdadero sentido del documento). Así pues, no es este el único intento de dar instrucciones sobre el afrontamiento de los últimos momentos y el más allá. Es algo de lo que se ocuparon otros antes y después del *Bardo Thodol.*

La cuestión es que este antiguo texto de la tradición budista tibetana describe con todo detalle acontecimientos que experimenta la persona y que coinciden llamativamente con lo que narran aquellos que han tenido experiencias de tipo ECM («Experiencias Cercanas a la Muerte», término acuñado en 1975 por Raymond Moody [20]).

Es, a modo de ejemplo, la descripción de la atrayente luz que mencionan tanto las personas que han superado una ECM como el propio *Bardo Thodol*, a la cual este se refiere como «la luz resultado del conocimiento puro de todas las cosas».

Pero, más allá de este ejemplo, aquellas personas que tengan una cierta experiencia en meditación y hayan aquietado su mente hasta alcanzar una profunda vacuidad y serenidad, reconocerán la descripción de los estados sobre los que se invita al finado a enfocarse como medio de alcanzar la deseada liberación.

Por último, y dicho sea de paso, la lectura directa del *Bardo* (en cualquiera de sus versiones; no hay un único texto y muchos de los trabajos se basan en diversas traducciones cuya fuente no siempre es compartida) posee gran cantidad de referencias, tanto a deidades como a conceptos propios de la compleja teología, mitología y mundo espiritual tibetano, que al profano en la materia le resultarán inabordables. Por este motivo, para el occidental es mejor la lectura de esta obra asociada a comentarios que desvelen el verdadero significado de lo que se va narrando.

LA LLEGADA A OCCIDENTE

Este singular texto permaneció durante siglos confinado en remotos templos de las cumbres de los Himalayas. Y, por lo que los lamas posteriormente han explicado, la práctica del mismo dentro de la cultura tibetana se ha mantenido invariable, al menos a lo largo de los últimos seis siglos.

La salida de esta información hacia Occidente fue resultado de la visita al Tíbet y el interés mostrado por el antropólogo Walter Yeeling Evans-Wentz (1878-1965) por este enorme tesoro espiritual custodiado por los lamas. Para entender cómo este filántropo realizó la primera traducción de estos textos al inglés se hace necesario preguntarse quién fue Evans-Wentz.

Original de Trenton (Nueva Jersey), el padre de Walter fue un hombre que había conocido y practicado tanto el espiritismo como la Teosofía. Esto explica que en la adolescencia leyese las obras de H.P. Blavatsky (en especial títulos que le marcarían, como *Isis sin velo* [21] o *La doctrina secreta* [22]), quedando profundamente influenciado por sus contenidos y orientándose a partir de entonces hacia la Teosofía, el ocultismo y los maestros orientales. A los veintitrés años se unió oficialmente al movimiento teosófico y un año después se matriculó en la Universidad de Stanford, donde cursó estudios de Religión, Filosofía e Historia. Tras graduarse, viajó a Reino Unido para incorporarse a la Universidad de Oxford, donde estudió el folclore y la mitología de los pueblos celtas, y escribió una tesis doctoral sobre las creencias en las hadas.

Durante esos años se fue interesando más y más por la espiritualidad y comenzó una particular búsqueda de pueblos y lugares con profundas raíces místicas, al encuentro de verdaderos maestros y para conocer y practicar las técnicas que esos custodios de la sabiduría espiritual empleaban para alcanzar estados de conexión con la Fuente. En su búsqueda viajó por países tan diferentes y distantes como México, Egipto o Sri Lanka.

En 1918 llegó a la India, movido por su particular búsqueda de la espiritualidad, con el fin de encontrarse con verdaderos yoguis. Allí visitó la sede de la Sociedad Teosófica sita en la ciudad de Adyar y conoció a Annie Besant. Dentro del entorno del movimiento teosófico, accedió a varios *swamis*[3], así como a Jiddu Krishnamurti.

---

3 El término «*swami*» hace referencia a los místicos que renuncian a todo cuanto puede ofrecer este mundo material a cambio de dedicarse enteramente a la búsqueda de la deidad y, en especial, a alcanzar la comunión con

Asimismo, su incesante búsqueda lo llevó a tratar personalmente con grandes gurús de la talla de Paramahansa Yogananda, con quien establecería una relación muy cordial. Esta amistad le llevaría a conocer al maestro de Yogananda, el *swami* Sri Yukteswar, a quien se refiere en el prólogo de la versión original del libro de Paramahansa, *Autobiografía de un Yogui* [6]. En esos mismos años también conocería a otro de los grandes como Ramana Maharshi.

Todo esto no hace sino hablarnos de una persona muy sensible y completamente volcada en una incesante búsqueda de la espiritualidad y de los custodios de tales conocimientos.

En 1919 Walter Evans viajó hasta el Norte de India, a la región de Darjeeling donde conoció al lama Samdup, quien había pertenecido a la corte del XIII Dalái Lama donde prestaba sus servicios como traductor. Con él establecería una relación de profunda amistad que derivaría en una colaboración en la que ambos comenzaron a trabajar para producir la primera traducción del *Bardo Thodol* al inglés. Walter era un auténtico buscador espiritual, por lo que no le bastaba con generar una traducción directa de la obra, sino que, a la vez que se traducía el texto, él deseaba comprender y estudiar toda la profundidad del mensaje que encerraba. Esto haría que la traducción se dilatase. Lamentablemente, a los tres años de iniciarse este trabajo, el lama Samdup falleció, dejando la tarea inconclusa. Esto provocó que el proyecto se retrasase aún más, pero igualmente la tarea sería completada por Walter, ahora en solitario.

En 1927 W. Evans-Wentz publicó su traducción del *Bardo* [23]. A este trabajo le seguirían otros, todos ellos basados en la cultura budista tibetana: *Tibetan Yoga and secret doctrines* (1935), *Tibet's great yogui Milarepa* (1951), etc.

---

la deidad.

Sus planes consistían en pasar el resto de su vida en India; sin embargo, debido a las circunstancias provocadas por la Segunda Guerra Mundial, se vio obligado a abandonar el país, decidiéndose por regresar a EE.UU. Sabedor de la presencia de Yogananda en Encinitas (California), tomó la decisión de residir en su *ashram*[4], donde vivió hasta el fin de sus días.

Al principio el trabajo de Walter Evans-Wentz sobre el *Bardo Thodol* recibió el interés de otros antropólogos interesados en la cultura tibetana y otros expertos en religiones y misticismo. Inicialmente se trataba de una lectura de verdadero interés para un número muy reducido de lectores.

Habría que esperar hasta el año 1964, momento en el que la figura del controvertido psicólogo y dinamizador de la contracultura, Timothy Leary, publicó su propia versión del *Bardo Thodol,* para que la obra fuera difundida al gran público.

En 1960 Leary había podido experimentar los efectos de un hongo en el contexto de ceremonias religiosas con indígenas mexicanos, en concreto con la *psilocybe* mexicana (que luego sería sintetizada). En Cuernavaca, una curandera le dio a probar seis hongos que le provocaron su primer viaje. Estos hechos coinciden con la oportunidad que en esos momentos le ofreció la Universidad de Harvard de investigar. No lo dudó y decidió estudiar la experiencia provocada por la ingesta de alcaloides como vía terapéutica y creó el llamado *Psilocybin Project.* Facilitó estas experiencias, no solo a personas en contextos terapéuticos, sino que invitó a un gran número de famosos e intelectuales relevantes del momento. En ellas se daban vivencias en las que la consciencia parecía expandirse, los conceptos de espacio y tiempo se modificaban y el concepto de identidad se diluía.

---

4 Sede de la organización *Self-Realization Fellowship* fundada por Paramahansa en 1950.

Son los tiempos en los que la expresión de Leary: *«Turn on, tune in, drop out»* («actívate, sintoniza, abandónate») se convirtió en un verdadero lema. A partir de ahí se generó todo un movimiento contracultural que trascendió el contexto de la terapia. Leary llegó a participar en la publicación de la revista *Psychedelic Review,* dando aún más difusión a estas actividades y experiencias.

En este contexto leyó los textos del *Bardo Thodol* y se quedó impresionado con la semejanza de los sucesos que se describían en él y las experiencias psicodélicas que se obtenían con el consumo controlado de alcaloides. Este descubrimiento le entusiasmó y a partir de ahí se despertó su interés hacia los contenidos de ese antiguo texto.

Decidió escribir, junto con los psicólogos y compañeros suyos, Richard Alpert —que luego sería conocido como Baba Ram Dass tras su experiencia en India— y Ralph Metzner, el libro *The Psychedelic Experience: A manual based on the Tibetan book o f the dead,* un verdadero manual con el que poder dirigir sesiones de experiencias psicodélicas, inspirándose en la guía que el *Bardo Thodol* prestaba [24].

Tras esa publicación, la vida de Timothy Leary fue entrando en una espiral en la que cada vez pesaba menos lo terapéutico y más la experiencia psicodélica, que tal y como él planteó se orientaba hacia lo trascendental y espiritual.

Llegó a un punto de inflexión a partir del momento en el que experimentó con el LSD en el año 1965; su orientación y actividad empezaron a no ser bien vistas por el sistema, que comenzó a poner más y más trabas al uso del LSD, incluso para usos terapéuticos, prohibiendo definitivamente su empleo en 1966 en California para luego extender dicha prohibición al resto de estados de la Unión.

Mientras, la controvertida figura de Leary empezó a ser perseguida por la ley con lo que el hombre tuvo incluso que huir del país. Esto no fue más que el principio. Llegaría a pasar hasta por cuarenta cárceles distintas de diferentes países.

Mucho de cuanto te explico está en su entretenida autobiografía (*Flashbacks* [25]), pero nuestro interés sobre Leary acaba aquí. Su aportación a nuestro tema es evidente porque a partir de aquellos hechos se despertó un inusitado interés por el *Bardo Thodol*: desde entornos clínicos al movimiento musical vinculado a la psicodelia, hicieron de este texto su bandera.

Sí quiero destacar que todo este movimiento (que fuera de contexto podría parecer poco serio y en absoluto orientado a verdaderas terapias)[5], daría lugar al importante movimiento de la Psicología y la Psiquiatría Transpersonal de indudable eficacia para mejorar, no solo a pacientes con alteraciones mentales, sino para ayudar a enfrentar enfermedades muy graves como el cáncer o en el apoyo a pacientes terminales (ya hemos mencionado entre otros a Stanislav Grof como referencia indiscutible de estos valiosos modelos terapéuticos).

De lo que no hay duda es de que con todos estos sucesos el *Bardo Thodol* pasó de ser un documento de interés para unos pocos antropólogos, místicos o interesados en la cultura tibetana, a ser difundido y leído por miles de occidentales que buscaban una guía para adentrarse en el viaje de la consciencia.

5 Deseo aclarar que no defiendo en absoluto el uso de substancias como vía para obtener experiencias subjetivas relevantes. Sin embargo, considero de gran valor vivencial someterse a la ingesta de plantas de poder, dentro de un entorno de Naturaleza, realizando los oportunos rituales de purificación y ayuno y siempre guiados de la mano de verdaderos chamanes (lo que hoy día resulta difícil de encontrar). No obstante, ya hemos explicado que hay técnicas respiratorias que hacen innecesaria la ingesta de substancia alguna aunque igualmente deben ser experiencias guiadas por expertos en ellas. La experimentación autodidacta e inconsciente de este tipo de sustancias puede resultar nociva y peligrosa.

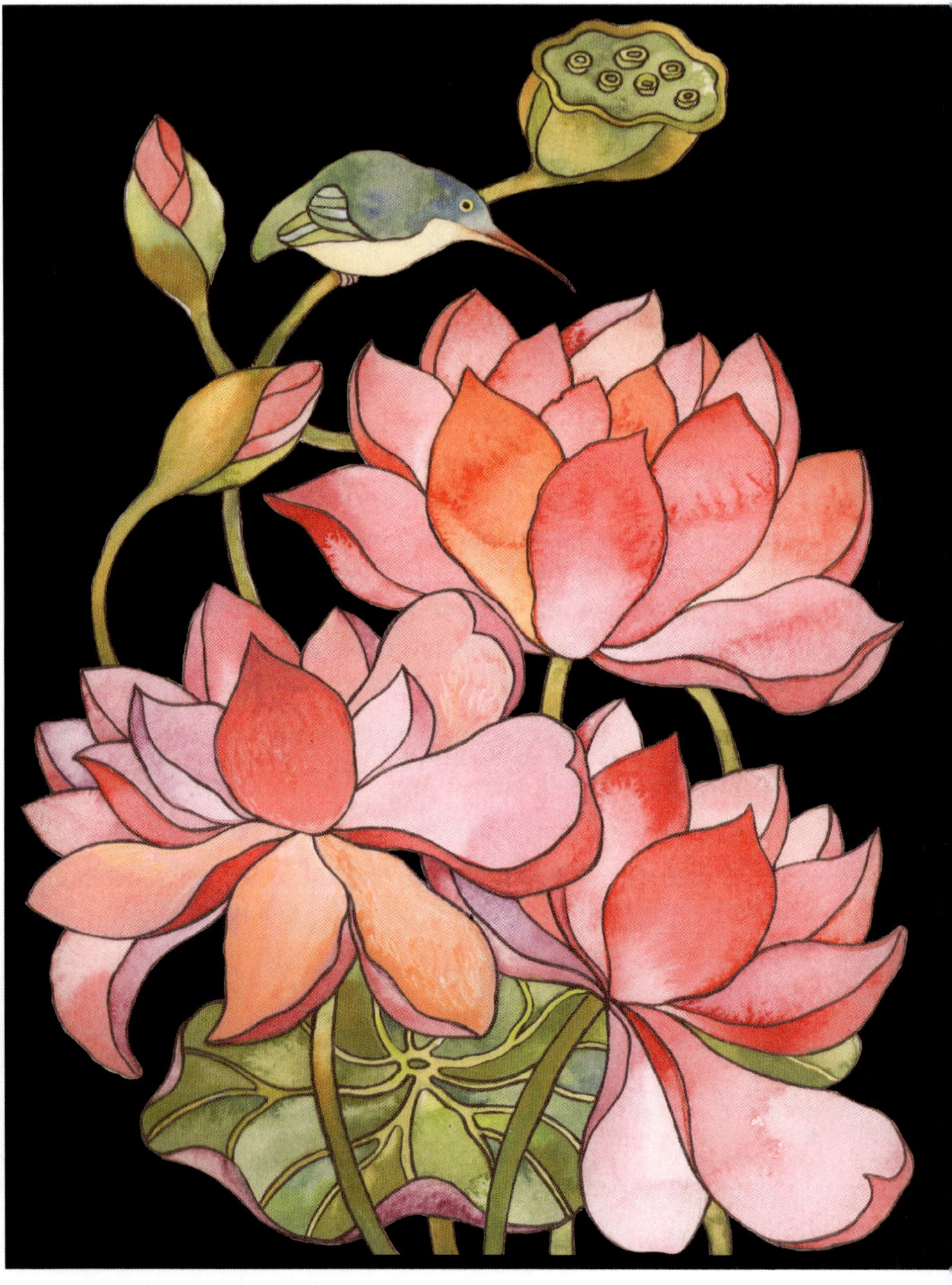

Imagen 3. El loto, un símbolo del desarrollo espiritual para el budismo.

HISTORIA, LEYENDA Y MITO

Hasta aquí hemos explicado el modo en que el texto del *Bardo Thodol* llegó a Occidente, pero no hemos dicho prácticamente nada de lo que es su propia historia.

Para comprender los orígenes de este singular texto hay que adentrarse en las creencias espirituales de su región de origen, fundamentadas en el budismo. Si bien esta filosofía religiosa parte de la figura histórica del Buda (Siddhartha Gautama, siglo VI a.C.), su extensión geográfica hacia el macizo de los Himalayas no se produjo hasta el siglo VIII d.C. Además, con el paso del tiempo la forma del budismo que allí se desarrollaría marcaría un estilo propio y único, no solo por el aislamiento natural provocado por su geografía montañosa, sino también como resultado de la intensa práctica meditativa de sus lamas durante generaciones y así hasta convertirse probablemente en el mayor baluarte espiritual que haya tenido la Humanidad en la Historia conocida.

Pero, ¿qûé hechos históricos conocemos?

En torno a los siglos VI al VIII d.C., el territorio del Tíbet era un conjunto de pequeños feudos o reinos independientes entre sí en conflicto permanente. Es en el siglo VIII cuando uno de esos príncipes, Ti-song-de-tsen (que gobernó desde 754 a 797 d.C.) decidió llevar el budismo al Tíbet, tras observar que en India y China ese modelo espiritual llevaba asentado ya doce siglos y había consolidado una cierta paz y equilibrio en esos territorios. A partir de ahí llamó a una serie de maestros hindúes y chinos a los que invitó al Tíbet para que empezaron a dar difusión a las creencias y enseñanzas budistas.

De entre estas figuras destaca especialmente la de Padmasambhava («el nacido del loto»)[6], conocido en India como el *gurú Padma* y en Tíbet como *gurú Rimpoché* («precioso maestro»), de quien dice la tradición que permaneció en aquellas regiones durante cincuenta y cinco años y seis meses para finalmente marcharse a otras regiones más allá del Tíbet. Este yogui destacaba por enseñar el conocimiento de una forma muy práctica, por lo que enseguida causó una impresión muy favorable en sus contemporáneos. Además, su estilo era muy diplomático de modo que no se enfrentaba directamente a los locales, sino que trataba de incorporar y adaptar su mensaje a sus creencias y mitos. Sería uno de los responsables de fundar el primer monasterio budista del Tíbet: el monasterio de Samye (hecho que aconteció en torno al 779 d.C.)

De aquella época se cuenta que Padmasambhava debió superar grandes retos y resistencias, pues la sociedad tibetana de aquel momento tenía creencias animistas muy arraigadas según las cuales todo estaba infestado por innumerables demonios o espíritus malignos locales (tradición Bön).

Pero aconteció otro suceso que será determinante en nuestra historia y en el modo en que el texto de Padmasambhava llegaría hasta nuestros días. Ocurrió que poco tiempo después de la fundación de Samye, comenzó una época de turbulencia en la que los discípulos de los maestros hindúes y los discípulos de los maestros chinos se enfrentaron entre sí para dirimir quién representaría y transmitiría mejor el conocimiento de la filosofía budista.

---

6 Referencias como esta son verdaderos mensajes simbólicos dentro de estas culturas. El loto es una planta que nace en aguas mansas, que emerge desde los fondos de lodo hasta la superficie, donde acaba por florecer en una espectacular y gran flor, generalmente blanca. Todo ello no es más que un símbolo del desarrollo espiritual, en el que el individuo debe abrirse camino desde el fondo de la oscura densidad hasta elevarse por encima de las numerosas dificultades para finalmente florecer conscienciealmente en lo elevado.

Se produjeron enfrentamientos entre las distintas facciones que conllevaron la destrucción de valiosos documentos que se habían escrito y traducido al tibetano. Finalmente, los representantes de la rama china fueron los derrotados, momento a partir del cual se planteó su expulsión de aquellos territorios. En esa tesitura muchos de aquellos monjes consideraron misión imposible regresar a sus lugares de origen cargando con todos esos valiosos documentos. Como la opción de destruirlos era completamente inaceptable, optaron por esconder todo ese conocimiento de gran valor en cuevas, templos y en cualquier recoveco donde pudiera permanecer oculto para evitar su expolio. De este modo, los textos permanecerían escondidos[7] y protegidos hasta que tres o cuatro siglos después fueron redescubiertos.

Llegamos hasta el intervalo entre los siglos XII al XIV cuando muchos de estos textos fueron redescubiertos en el Tíbet y la situación política y social se estabilizó completamente. Fue además un momento en el que allí se vivía un auge espiritual sin precedentes. El número de lamas, ya fueran laicos o monjes, es decir, personas dedicadas a la meditación y a la contemplación, era muy elevado y el interés por el misticismo y la espiritualidad enorme.

El terreno no podía estar mejor abonado para la siembra espiritual que iba a producirse durante esos años, reforzado con el redescubrimiento de todos esos textos de enorme valor.

En el entorno en el que sucedieron estos acontecimientos, se entendía que aquel que vertió ese conocimiento por escrito era un ser de gran envergadura espiritual, alguien perfectamente realizado, por lo que su mensaje era muy respetado y fue profundamente analizado. El hecho de que esa información desapareciese para reaparecer cientos de años

7 Esa misma opción de ocultar los textos será la que elija Padmasambhava en su momento, aunque ya veremos que lo hará por otros motivos.

después se entendió que no era más que una desviación deseable porque durante todo ese tiempo la sociedad había mejorado y se había elevado la madurez de sus individuos, que entonces se encontraban en una mejor disposición para asimilar toda esta sabiduría.

Además, dentro del contexto en el que nos encontramos, el autor era como una especie de vehículo transmisor a través del cual se descargaba una determinada información que era parte de una verdad más amplia. De igual manera, se consideraba que el texto resultaba de la conexión que el escritor era capaz de establecer con entidades espiritualmente elevadas (localizada fuera de los planos físicos), como pudiera ser el mismo buda, de modo que la información generada sería casi como un dictado de la entidad con la que se había conectado[8].

Finalmente, me gustaría añadir que un texto de este tipo es accesible en la medida en que el adepto o iniciado está preparado para acceder a la verdad revelada que contiene, porque parte de la información está como encriptada y, solo tras entrar el lector en profundos estados de meditación, la adecuada interpretación del texto es revelada claramente en su mente.

Es dentro de todas estas circunstancias en las que debemos comprender la realidad del *Bardo Thodol*, su hallazgo, autoría e interpretación.

Lo que sabemos históricamente es que en el momento en el que el *Bardo Thodol* fue escrito en Tíbet, el budismo se estaba abriendo paso en aquella turbulenta región. A los pocos años de establecerse en aquellas tierras, una buena parte de ese movimiento fue duramente perseguido y se traduje-

---

8 Tanto el contexto como las circunstancias en las que estos textos fueron traducidos o creados, dificultan establecer una autoría certera del texto, en el sentido al que el occidental está acostumbrado. No obstante todo lo dicho, esto no resta ningún valor a sus autores, y mucho menos a los contenidos que ellos nos legaron.

ron gran cantidad de textos de enorme valor espiritual, ya fuese desde el sánscrito o el chino al tibetano.

De hecho, existen documentos de los siglos IV y V d.C. en los que ya estaban presentes algunos de los planteamientos recogidos en el *Bardo Thodol* [26]. Incluso en la versión que ha llegado a nuestros días se encuentran referencias a textos hallados en el siglo XIV (como es todo lo referido a las deidades pacíficas e iracundas, que fue encontrado por Ugjenlingpa en las inmediaciones de la cueva Yalungschelda), así como los atribuidos a Padmasambhava, que hacen referencia a la «liberación del estado intermedio mediante la escucha» hallados por Karmalingpa en el monte Gampodar.

Por tanto, el *Bardo Thodol* que conocemos hoy día y aquellas versiones (existen varias) sobre las que realizaron el trabajo de traducción Walter Evans y otros, es seguramente un compendio de textos y tradiciones de varias épocas integradas en un único documento.

LO QUE NOS CUENTA LA TRADICION

Una cosa son los hechos (con los que solo tratamos de poner en contexto al lector occidental), y otra es lo que nos cuenta la Tradición sobre Padmasambhava y su obra, el *Bardo Thodol.*

Es fácil caer en la tentación de considerar esta historia como un mito o una leyenda, pero debemos mantener una actitud de respeto hacia una figura así que, tantos siglos después, es aún venerado con enorme devoción y considerado el segundo buda tras Siddhartha Gautama[9].

Parece indudable que, a mediados del siglo VIII, este maestro nacido al Norte de la India viajó hasta las regiones de Tíbet y fue uno de los impulsores de la introducción del budismo en aquella cultura. De su figura se cuentan innumerables hechos extraordinarios, pero más allá de todos ellos está la innegable acción benéfica que era capaz de provocar en todos cuantos tuvieron ocasión de cruzarse con él.

La Tradición nos cuenta que Padmasambhava, en un momento dado, quiso poner por escrito una serie de técnicas que permitirían a cualquier hombre interesado ser capaz de sublimar su consciencia en el momento de morir y así lograr la liberación de los ciclos «reencarnativos».

9 En especial para la corriente *nyingmapa* –o escuela de los «*antiguos*»– es decir, los primeros budistas del Tíbet.

Parece que el primer documento que escribió le resultó tan poderoso que lo consideró inadecuado para el nivel de madurez que atribuía a la sociedad de aquel entonces. Pensaba que aquel conocimiento podía ser empleado con malas intenciones y, por tanto, ocasionar más daño y dolor que beneficio. Así, destruyó la primera versión y reescribió la obra para aligerar su contenido.

No conforme con su segunda versión simplificada, consideró que la sociedad de aquel momento aún no poseía la suficiente madurez como para recibir ese conocimiento, por lo que decidió ocultar los textos en el monte Gampodar. Una vez ocultos, profetizó que llegaría el tiempo en que la sociedad estaría preparada para recibirlos. Entonces aparecería una persona de elevada conciencia espiritual capaz de recibir esa información y hacer un uso adecuado de la misma. Luego lo transmitiría a otros, de iguales méritos y condición, que garantizarían el verdadero uso para el que esas escrituras y conocimientos fueron concebidos.

Habrían de pasar cerca de seiscientos años para que todo esto ocurriera. Nos encontramos ahora en el siglo XIV d.C., cuando Karmalingpa (1326–1360 d.C.) contaba con quince años de edad. Este lama es considerado un «tertón», o «descubridor de tesoros espirituales», según la tradición tibetana. Así pues, Karmalingpa era un tertón, hijo de otro lama igualmente tertón. Con ayuda de su padre desenterró varios textos ocultos en esta montaña cuya autoría se atribuye a Padmasambhava.

Se había cumplido la profecía, que consideraba que el mismo Karmalingpa era la reencarnación de uno de los discípulos del maestro Padmasambhava (según la Tradición, Karmalingpa habría sido Lügjeltsan, traductor de un texto de enorme valor como era el *Sutra de Amitabha*).

Este hallazgo no fue convencional, porque fue el descubrimiento realizado por un hombre de elevada naturaleza espiritual, seguidor de un linaje puro, que alentó el crecimiento contemplativo y valoró en extremo todo conocimiento que fomentase estas metas. Así pues, estaba en su *karma*, o dicho de otro modo, estaba en su destino encontrar un texto-tesoro espiritual.

En cualquier caso, todas estas figuras eran verdaderos exploradores espirituales entregados por entero a recuperar conocimiento y tecnología espirituales, así como a ser los custodios de tan valiosos conocimientos.

A partir de ese descubrimiento, Karmalingpa haría que esos textos fuesen debidamente custodiados y compartidos con otros lamas para su estudio, comprensión, puesta en práctica y difusión. Será en el siglo XVI cuando la enseñanza del *Bardo Thodol* cogerá gran impulso dentro del Tíbet.

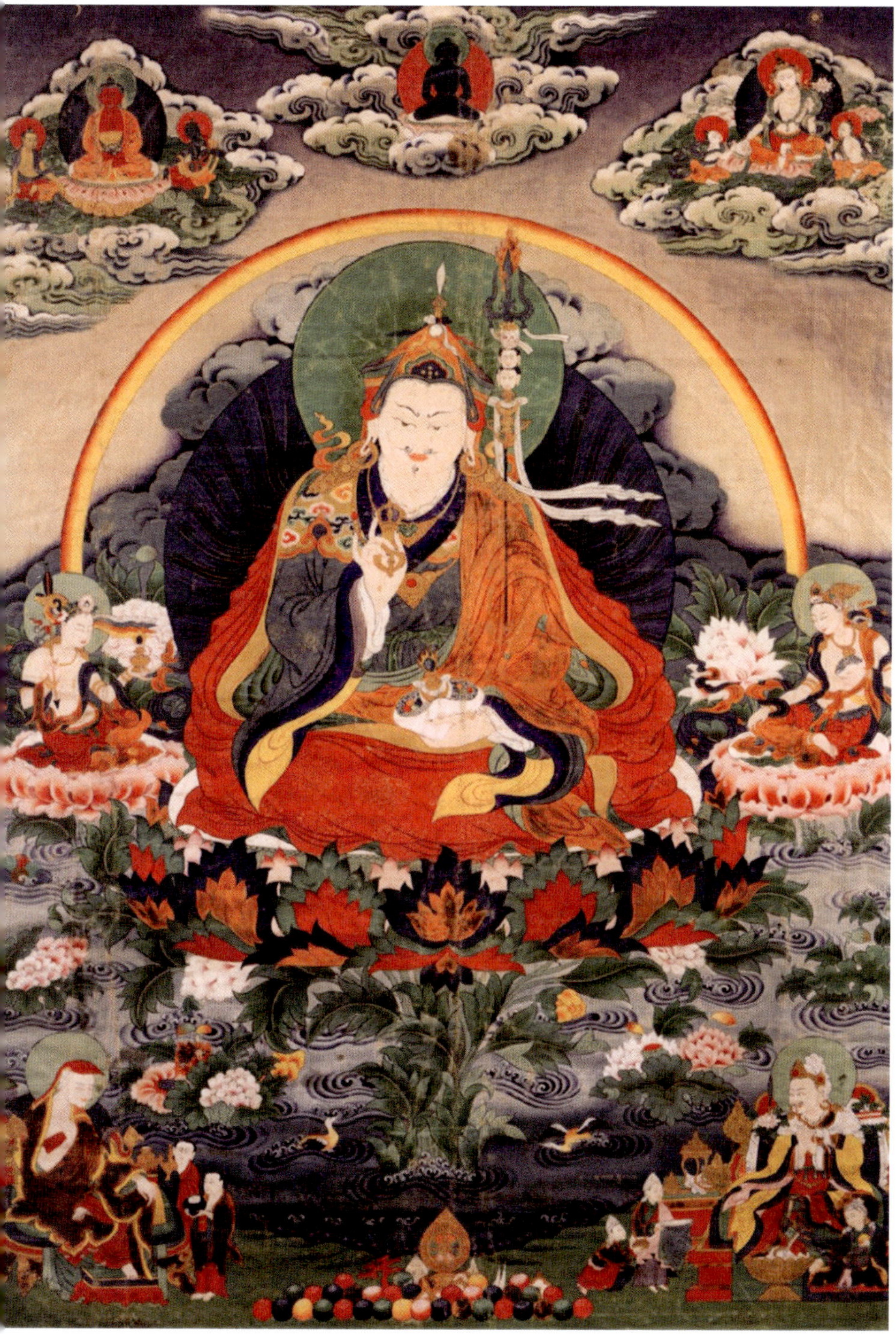

nagen 4. Padmasambhava.

SOBRE LA FIGURA DE PADMASHAMBAVA

Se dice de Padmasambhava que ya el Buda predijo su llegada 1200 años antes, refiriéndose a él como un gran avatar espiritual que traería el conocimiento profundo del *tantra*.

Como sucede a menudo con estos avatares espirituales de tiempos remotos, separar el mito de la realidad resulta complejo. No obstante esta dificultad, sí existen una serie de datos, además de los ya referidos, que merece la pena ser destacados.

Oriundo del Noroeste de India (actual Pakistán), no está claro que naciese dentro del seno de una familia de la nobleza, aunque parece que en un momento de su niñez fue adoptado por el regente de la zona, Indrabhuti —que ciego y sin descendencia, buscaba un digno heredero—, quien le crió como a su propio hijo para que le sucediera en el trono. Creció en ese ambiente de riqueza hasta que se desposó con la princesa Vashadara. Durante una celebración, ejecutando una danza parece que se le escapó un tridente de las manos que fue a impactar en el pecho del hijo de uno de los ministros matándolo (no está del todo claro que fuese un accidente). Resultado de tan nefasto suceso fue expulsado de la Corte y obligado a vagar por los osarios (especie de cementerios). Fue en esos lugares donde comenzó a recibir la enseñanza de maestros que le mostraron el camino del *tantra yoga*.

Pasados los años y habiendo adquirido un elevado grado de realización, sintió la necesidad de transmitir ese conocimiento. Así empezó su peregrinaje vital, motivo por el cual fue conocido con muchos nombres: Padmasambhava, Gurú

Rimpoché, Padum, Padmakara o Saroruha Vajra... y que, como ya sabemos le llevó, entre otros lugares, al Tíbet.

Llegó a tener un gran número de seguidores; de entre todos ellos destacan sus cinco consortes espirituales, de quienes se dice que tenían acceso directo a su corazón. No ha de extrañarnos que esta figura mantuviese con ellas una relación íntima, rompiendo la habitual y respetuosa distancia que por regla general mantiene un gurú con su *chela* o pupilo. Aquí el contexto era otro y debemos comprender que una parte esencial del *tantra* consistía en emplear la energía sexual como vehículo para el despertar. El deseo se utilizaba como fuerza motriz espiritual y un poderoso impulso para el logro de estados más elevados del ser.

De entre estas cinco consortes destacó especialmente la figura de Yeshe Tsogyel (757-817 d.C.)[10] [27], natural del Tíbet y considerada la primera mujer buda en la historia de aquella región. Disfrutaba de una capacidad de recuerdo excepcional, por lo que era la memoria viviente del maestro. Por esa misma razón, tiempo después ella se encargaría de redactar la primera hagiografía[11] de Padmasambhava [28].

El encuentro de Yeshe con Padmasambhava se produjo al llegar este a la Corte de Ti-song-de-tsen, donde ella era una de las concubinas. Desde el momento en que fue iniciada por el maestro, abandonó la Corte y lo siguió como discípula, sometiéndose a un riguroso entrenamiento que incluía un ascetismo extremo que no abandonaría hasta alcanzar el estado de liberación.

---

10 Yeshe significa «sabiduría primordial» y Tsogyel «reina del océano». Así pues su nombre significa «la que reina sobre el océano de la sabiduría».

11 Biografía de un hombre santo.

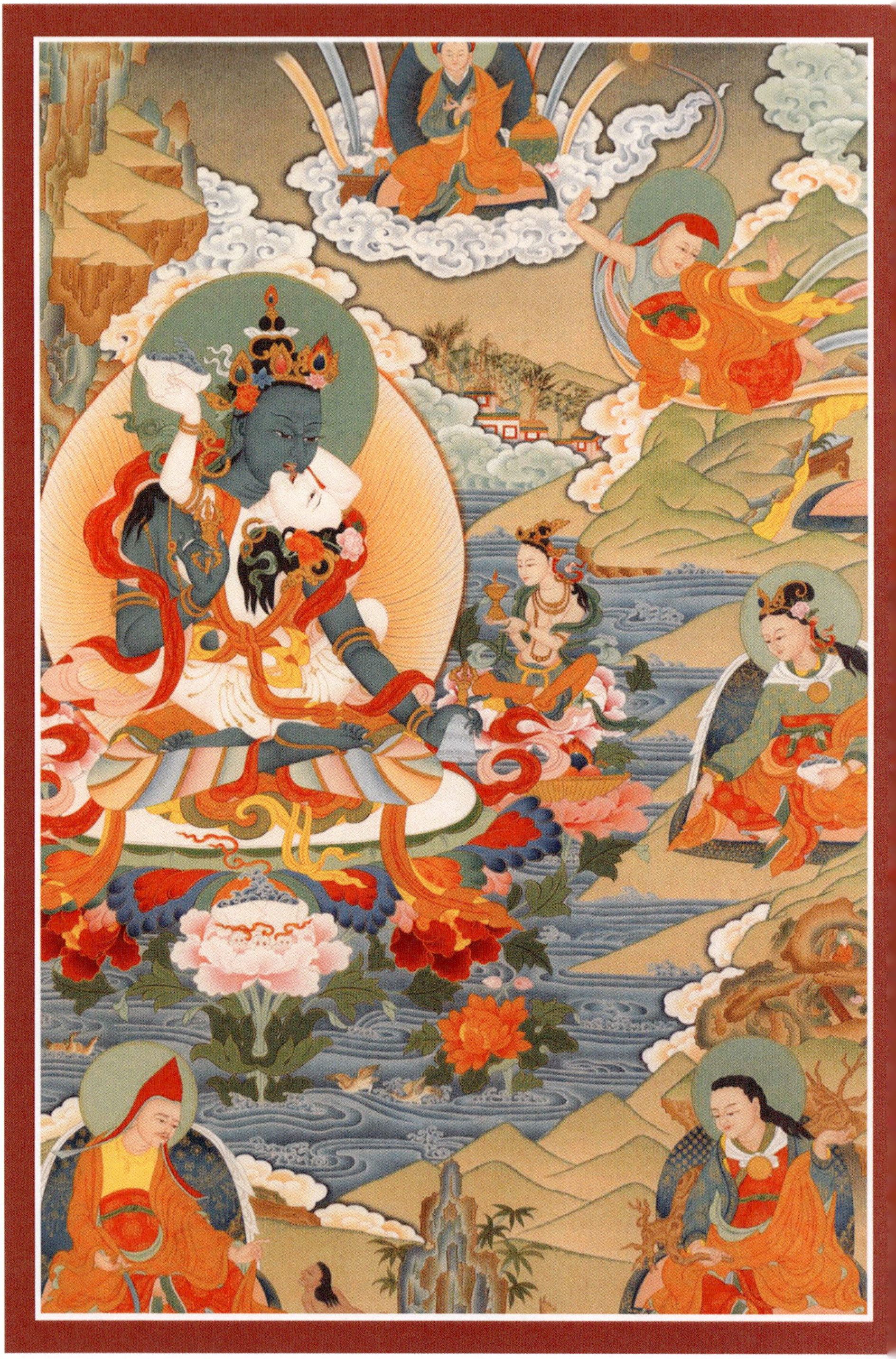

Imagen 5. Yeshe Tsogyel.

Básicamente, el mensaje de Padmasambhava, recordando siempre sus fuentes budistas, viene a plantear que la existencia humana es un bien muy preciado difícil de conseguir y sumamente fácil de perder; luego aprovechar esta oportunidad existencial que se nos brinda debe ser la mayor de nuestras prioridades.

Puesto que nuestro momento de abandonar esta existencia es incierto, no debemos aferrarnos a nada de cuanto pueda ofrecernos este mundo, pues todo cuanto este nos puede dar es cambiante e impermanente. Puesto que cada una de nuestras acciones genera una respuesta acorde a su naturaleza por parte del Universo, es imperativo desarrollar un comportamiento virtuoso, erradicando nuestras acciones negativas por pequeñas que estas nos parezcan (esta es la *Ley del Karma*, sobre la que ahondaremos más adelante). Puesto que una parte esencial de la existencia es el sufrimiento, la única forma de evitarlo es lograr trascender esta existencia lo antes posible.

A estos principios hay que añadir el conocimiento que aportó en los textos del *Bardo* y muchos más que, a través de su discípula Yeshe y de otros seguidores, han llegado hasta nuestros días. Es tan valiosa su aportación, que se encuentra dentro del *tantra Vajrayana*, es decir, «el camino del diamante» hacia la liberación[12], que se obtiene ya sea aplicando

12 En budismo hay básicamente tres caminos. El primer camino es el *Hinayana*, el más básico o «vehículo imperfecto»: se fundamenta en las cuatro nobles verdades (la vida es sufrimiento, el origen del sufrimiento, la finalización del mismo y lo que conduce a dejar el sufrimiento) más el óctuple sendero de la nobleza (lo que conduce al cese del sufrimiento: comprensión, pensamiento, palabra, acción, actividad, atención, esfuerzo y meditación co-

las técnicas psicofísicas que propone el *tantra*, como en el momento de la muerte a través de la liberación siguiendo la guía del *Bardo*.

Este linaje de profunda sabiduría espiritual se ha mantenido vivo gracias a los lamas que han transmitido la tradición de manera directa e ininterrumpida durante siglos, convirtiéndose en los custodios de ese conocimiento[13].

rrectos). El *Mahayana,* o «gran vehículo», es considerado el camino medio: es el que lleva a la iluminación del ser, resultado de la generosidad, el comportamiento ético, la paciencia, la energía entusiasta, la concentración y la sabiduría. Y, finalmente, el *Vajrayana* o «camino del diamante», es el sendero tántrico en el que Padmasambhava era maestro: son las técnicas psicofísicas y esotéricas que incluyen visualizaciones, mantras, posturas de yoga, técnicas avanzadas de respiración, movimiento de energía interna, etc., para elevar la consciencia y alcanzar la budeidad, destacándose además, como imprescindible, el fomento de la compasión y la sabiduría.

13 Al menos hay veinticuatro maestros conocidos, que cubren un período de tiempo que va desde finales del siglo IV, cuatro siglos antes de la llegada de Padmasambhava, hasta la actualidad. Así pues, él es una parte esencial de este especial linaje.

IV

LA PRACTICA DEL PHOWA

EL EJERCICIO DEL PHOWA SEGUN LA TRADICION

«Quienes creen que disponen de mucho tiempo
solo se preparan en el momento de la muerte.
Entonces los desgarra el arrepentimiento.
Pero, ¿no es ya demasiado tarde?»
PADMASAMBHAVA

Lo primero que debe aclararse es que las instrucciones del *Bardo* y el *phowa* son cosas distintas.

En el *Bardo* se dan instrucciones a la persona que se encuentra en sus últimos momentos de vida sobre qué le va a suceder y cómo debe ir reaccionando con lo que se va a encontrar.

En la práctica de *phowa*, la persona ya ha fallecido y se trata de que quien la realiza se enfoque en poner todo su deseo y voluntad en que el finado eleve su consciencia a su máxima expresión.

Como decíamos, el *phowa* es la transferencia de la consciencia. Precisamente eso es lo que va a suceder cuando la persona abandona su vehículo físico; la consciencia, que estaba anclada e identificada con un cuerpo denso, ahora lo deja atrás y pasa a otro estado de existencia vinculada a un vehículo energético más sutil que permaneció acoplado al cuerpo físico. Durante la existencia física, este vehículo energético se desensambla y vuelve a ensamblarse a nuestro vehículo físico cada noche durante el sueño.

En esta práctica, lo que hacemos esencialmente es un ejercicio de meditación guiada, o si lo prefieres, de visualización, poniendo nuestra intención positiva en la consciencia del fallecido, siguiendo siempre unos determinados pasos que te resumo a continuación:

1. Invocación de un Ser todo Amor y Compasión e invocación de la persona fallecida
2. Erradicación de toda forma de sufrimiento
3. El perdón para el finado y que este a su vez otorgue el perdón a otros
4. Entrada en la paz
5. Acceso al conocimiento y recuerdo de la verdadera identidad
6. Integración de toda experiencia y recuerdo, y fusión de todos los vehículos en la chispa divina
7. Comunión con la Divinidad

Para hacer *phowa*, mi recomendación es la de entrar antes en un estado de recogimiento y silencio interior. Como lo habitual es que hayamos tenido algún tipo de relación con el finado, incluso una relación afectiva, es necesario buscar un estado de calma emocional. Ello no implica anular las emociones, sino más bien dejarlas fluir pacíficamente para que las mismas no perturben nuestra práctica.

Del mismo modo, la tormenta mental o el ruido generado por nuestro propio pensamiento debe ser atenuado, de modo que nuestra mente se enfoque completamente en el propósito para el cual realizamos esta visualización. En el fondo se trata de un último acto amoroso para la persona que ha fallecido y que fue relevante para nosotros.

El objetivo último es entregarle nuestro mejor deseo de elevación para que continúe su existencia en el plano más alto posible. No puedo imaginar un mejor deseo para nadie.

Es recomendable escoger un momento del día (preferiblemente siempre el mismo) para generar una rutina y así facilitarnos la tarea de mantener la práctica durante las siete semanas. Si queremos ser puristas, deberíamos realizarla a la misma hora en que se produjo el fallecimiento; sin embargo, por el tipo de vida que llevamos en Occidente, esto no siempre será posible.

Antes de pasar a una descripción detallada de la visualización, me gustaría recomendarte un par de cosas. A veces las personas que van a realizar actividades de este tipo se pierden más en los preparativos que en la práctica misma. Con esto me refiero a que para crear un ambiente utilizan música de fondo, queman incienso, etc. Probablemente influido por mi práctica algo más espartana, yo recomiendo sencillamente sentarse en posición de meditación y realizar el ejercicio sin más. Respeto otro modo de efectuar las cosas, siempre y cuando no perdamos el foco de lo que queremos hacer. El ritual está bien como ayuda para ir entrando en ese estado que necesitamos para llevar a cabo la práctica, pero sin perder de vista lo verdaderamente importante.

Y la segunda recomendación es que no grabes el ejercicio para luego ponértelo y ejecutarlo siempre del mismo modo. Los pasos son muy sencillos de memorizar y es mejor hacerlo así por si durante la visualización necesitas detenerte más en alguno de ellos, o simplemente visualizas o tienes sensaciones distintas cada vez, así no estarás sujeto al ritmo impuesto por la grabación. Es por este motivo que siempre, ante la pregunta de si se pueden grabar estos ejercicios, recomiendo no hacerlo, para que la visualización fluya cada día a su ritmo, pasando por cada fase el tiempo que uno sienta que debe permanecer en ella hasta que considere que el propósito se ha completado.

Ahora describiré la práctica en detalle, acompañándola de algunos comentarios, para ofrecer matices que pueden ser de interés para el practicante:

Preparativos

Lo primero de todo es que la persona que vaya a realizar este ejercicio se encuentre en un estado de neutralidad y paz. Es necesario empezar por alimentar en nosotros mismos un estado sereno que permita enfocar toda nuestra atención y energía en el propósito de la práctica.

Las personas que tengan costumbre de practicar disciplinas como la meditación tendrán más sencillo entrar en estos estados de recogimiento y serenidad.

Nuestra mente entrará en contacto con esa entidad. De no hacerlo desde ese estado de equilibrio, sería como si alguien con las manos sucias quisiera curarte una herida.

Permaneceremos centrados y serenos para transmitir ese mismo estado en el otro.

1. Invocación

En estado meditativo, empezamos por invocar a nuestra presencia a un Ser de Luz, todo Amor y Compasión.

En la visualización, solicitamos la presencia de una figura espiritualmente elevada que para nosotros sea un referente importante: una expresión de la deidad, una figura espiritual relevante para nosotros, un gurú o maestro, en fin, una entidad que represente la expresión de la más profunda bondad y amor.

Pedimos a esa presencia que nos guíe y nos preste su inspiración para realizar la práctica y que de algún modo se convierta en el custodio de la entidad que era esa persona para la que realizamos nuestro *phowa*.

Una vez mantenida esa benéfica presencia en nuestra visualización, procederemos a invocar la memoria de la persona fallecida y comenzamos por darle un mensaje de serenidad, expresándole nuestro deseo de que se encuentre bien y que esté completamente tranquila respecto a aquellos seres queridos que continúan en esta vida.

Es importante transmitir un estado amoroso y compasivo porque esta entidad ahora podría encontrarse en un estado de gran agitación al no comprender cuanto le está sucediendo (recordemos que en Occidente no se prepara de ningún modo a las personas para morir y nuestras creencias materialistas no facilitan en absoluto las cosas, especialmente en el caso de personas que fallecen repentina o accidentalmente).

En este momento se le explica que deseamos realizar esta práctica para su beneficio y que esperamos que la acepte de buen grado.

2. Erradicación del dolor

Pedimos a la entidad que se libere completamente de cualquier forma de sufrimiento.

Verdaderamente aquí empieza nuestro trabajo; es nuestro primer objetivo.

Le rogamos a ese Ser de Luz, todo Amor y Bondad, que derrame sus bendiciones para eliminar todo dolor, cualquiera que sea su naturaleza y origen. Pedimos que cese toda forma de malestar, ya sea que este encuentre su causa en esta última existencia o que la tenga en existencias anteriores. Ya no hay espacio para el sufrimiento, ya no hay emociones negativas, ya no hay pensamientos que causen dolor, ya no hay nada que pueda perturbar la paz de esa entidad.

Visualizamos como, a medida que el Ser de Luz abraza en su energía amorosa a la persona fallecida, la libera de cualquier forma de dolor, malestar o sufrimiento.

3. El perdón

Pedimos para que la persona fallecida reciba el perdón. Ahora, una vez libre del sufrimiento, pasamos a pedir al Ser de Luz que derrame sobre el finado su energía y bendiciones del perdón.

Le pedimos a este Ser, todo Amor y Compasión, que derrame su luz para que la persona para la que realizamos el *phowa* sea perdonada por cualquier acción de la que deba ser exculpada.

No importa cuán grave haya sido el error cometido, no importa cuánto daño haya podido causar a otros. Nada hay que no pueda ser perdonado. Como tampoco importa si esa acción fue realizada consciente o inconscientemente, voluntaria o involuntariamente. En cualquier caso es perdonado.

Visualizamos al Ser, todo Amor y Compasión, envolviendo en su energía de perdón a la entidad fallecida. Visualizamos como cualquier acción equivocada que haya podido realizar causando sufrimiento a otros es perdonada. Y pedimos porque ese Perdón sea completo, es decir, que alcance tanto esta como anteriores existencias. El perdón en nuestra visualización es dado completamente y sin condiciones, para esta y anteriores existencias.

Pero nuestro trabajo con el perdón sería incompleto si no invitáramos a esa entidad a que otorgara el perdón a otros a los que ella sienta que debería haber perdonado y no lo hizo en vida.

Así pues, le pedimos a este Ser de Luz, todo Amor y Compasión, que siga derramando esa maravillosa energía y bendición para que esa entidad otorgue el perdón a otros.

Completamos esta fase visualizando al finado otorgando el perdón a otras entidades, tanto si estas siguen vivas como si han muerto antes que él.

4. La paz

Ahora, el fallecido, que ya ha sido liberado de cualquier forma de dolor o sufrimiento, que ha recibido el perdón y lo ha otorgado a otros, está en condiciones de recibir la paz.

Visualizamos como esa entidad recibe el manto de paz con el que lo envuelve el Ser, todo Amor y Compasión.

La entidad para la que estamos realizando el *phowa* entra en un estado más allá de cualquier comprensión humana, libre de todas las cargas de este mundo, un estado de perfecto equilibrio y bienestar.

Tenemos que comprender que, llegados a este punto, la entidad para quien realizamos el *phowa* está saliendo del plano de lo humano. Debemos empezar a pensar en ella como algo muy distinto de lo que se relacionó en vida con nosotros. Lo humano ha quedado atrás.

Visualizamos a esa entidad entrando en ese estado de paz, en donde ya nada ni nadie puede perturbarla. En tal estado todo es perfecto y completo, ya no ha de hacerse cargo de un vehículo físico que alimentar y proteger, terminaron las relaciones y sus vínculos, ya no hay espacio para el conflicto, la lucha por la subsistencia, por conservar los bienes o lograr objetivos materiales; el apego a todo ello ha quedado atrás, solo hay bienestar, plenitud y equilibrio.

Ahora puede disfrutar de un estado de paz inimaginable para ninguna mente que aún permanezca atada a esta densa existencia.

En nuestra visualización nos deleitamos en la contemplación de esa entidad sumida en ese estado de maravillosa beatitud o dicha. Dejamos que ese estado de bienestar y plenitud nos embriague y contagie también a nosotros.

5. El conocimiento

En ese estado de perfecto equilibrio, esa entidad está ya en condiciones de recibir la luz del conocimiento.

Su mente (si es que aún podemos hablar en estos términos) puede recibir cualquier información y acceder a la verdad última porque no hay prejuicios ni barreras, es un contenedor perfecto para recibirlo todo tal cual es.

Pedimos a este Ser de Luz, todo Amor y Compasión, que derrame sobre esa entidad la luz del conocimiento de todo cuanto ha sido, es y será.

Visualizamos como, a medida que esta luz se derrama sobre ella, accede al conocimiento de todo, que se le revela sin límite.

Teniendo acceso a ese conocimiento, la entidad sale de su estado de olvido y recupera el recuerdo de quien es verdaderamente, de su origen e identidad divina.

Como ser creado por la Divinidad, en todo completo y perfecto, ella es una verdadera chispa divina, un fractal de la deidad que en algún momento fue desgajado y puesto en la creación para experimentarla y explorarla.

Ahora recuerda su origen divino, su naturaleza perfecta y completa.

Ya no nos encontramos en presencia de algo semejante a un vehículo físico al que llamamos humano. Nos encontramos en presencia de una entidad gloriosa (a la cual somos idénticos en todo, salvo porque estamos bajo el velo del olvido) y para la cual la vida humana y sus devenires ya quedan muy lejos.

Pero nuestro trabajo no acaba aquí. Ahora llegamos al punto álgido del *phowa*, el momento en que ponemos toda nuestra voluntad en transferir la consciencia de la entidad al nivel más elevado posible.

6. Integración y fusión

Este paso es el momento en el que guiamos a esa entidad en el proceso de elevar su consciencia.

Pedimos al Ser de Luz, todo Amor y Compasión, que nos asista en el proceso de integración de todos sus recuerdos y aprendizajes obtenidos en esta última existencia.

Una vez que visualizamos que toda la experiencia de su última existencia ha sido integrada, pedimos a ese Ser de Luz que lo asista y ayude para integrar todas las experiencias acumuladas a lo largo de todas sus existencias pasadas, cualesquiera que haya sido su forma. Visualizamos como todo ese conocimiento y experiencia es integrado.

Por último, pedimos que este Ser de Luz asista al finado para que fusione todos sus vehículos[1] en esa chispa divina que es su vehículo emocional, el mental, el energético o

---

1 Desde los *Yoga Sutras* de Patanjali, pasando por la tradición del espiritismo, la doctrina teosófica, la corriente taoísta centrada en el control del «chi» (fuerza o energía – ver autores como Mantak Chia), los interesantísimos trabajos y descripciones de los campos energéticos humanos de Barbara Ann Brennan o los innumerables testimonios de personas que afirman haber abandonado su cuerpo físico para encontrarse plenamente conscientes, flotando libremente y moviéndose a la velocidad del pensamiento...; de lo que no parece haber ninguna duda es de que la consciencia dispone de un vehículo no físico (muchas doctrinas lo llaman astral o energético) al que permanece unido cuando se separa del cuerpo. El fin último del *phowa* es que cada elemento separado, cada aspecto de la naturaleza del Ser, sea unificado, fundido, sintetizado en esa chispa divina o esencia más pura y elevada del Ser. Comprender esto desde la razón y la lógica, cuando nos encontramos ante algo que desconocemos aún en cuanto a su naturaleza y características, es un empeño que solo nos lleva hacia la confusión, la duda y lo irracional. Tal y como decía el zorro en *El Principito*, hay cosas a las que solamente el corazón tiene acceso. Este es el caso del *phowa*.

astral... Pedimos que todas sus formas y expresiones de la consciencia sean fusionadas en su forma más elevada en ese fractal divino que es su esencia más íntima y primordial.

Visualizamos como, al quedar esa entidad absolutamente completa e integrada, entra en un primer estado de comunión en el que ya es consciente de ser en todo, completo y perfecto.

7. Comunión divina

Es el último paso en la visualización y práctica del *phowa*.

Pedimos a este Ser de Luz, todo Amor y Compasión, que entregue a esa entidad a la Fuente Última; que sea acogida por la Divinidad para que regrese al origen y permanezca en común-unión con el Profundo.

Una vez que visualizamos que es acogida por la misma Divinidad, abandonamos la visualización dando las gracias.

Ahora cobramos consciencia de nuestro propio cuerpo, del entorno en el que nos encontramos realizando el ejercicio y salimos del trabajo y estado meditativo.

Este trabajo de visualización, como ya hemos dicho, lo repetiremos a lo largo de cuarenta y nueve días, empezando el mismo día en que la persona falleció y hasta completar la cuenta. Llegado el día 49, haremos la siguiente modificación:

Día 49

Antes de que la entidad se funda con la Divinidad en el último paso de nuestra práctica, estableceremos con ella un puente de amor (que ya hemos establecido, solo que ahora tomamos más consciencia de él), sin barreras ni condiciones.

Restablecido este vínculo, nos despediremos definitivamente y entregaremos por última vez a esa entidad a la Fuente, dejándola en común-unión divina.

Aquí terminaría nuestra práctica de *phowa* y no tendríamos por qué volver a repetir el ejercicio para esa entidad. El trabajo está hecho, no lo dudes.

Quien ha realizado el *phowa* debe ser consciente de que es el momento de despedirse de esa persona que falleció. Hay que dejarla ir para que pueda continuar con su viaje evolutivo y su existencia en planos más allá de lo humano.

Hay quien, tras realizar esta práctica, ha sentido la necesidad de escribir una última carta, a modo de resumen de todo lo experimentado, en la que ha vertido sentimientos, inquietudes y, sobre todo, ha tratado de cerrar positivamente todos los asuntos con el recuerdo de esa persona que partió. Finalmente, tras acabar la carta algunos han hecho un pequeño ritual de despedida y la han quemado (o la han conservado, o...) dando fin a la experiencia en ese momento.

Indudablemente puede ser un cierre exquisito y, junto al ritual, ayudarnos a dar el adiós definitivo.

Pero, a veces, la relación fue tan complicada, hubo tanto conflicto, tan poco entendimiento, que ni el *phowa*, ni la carta parecen ser suficientes. Por otro lado, seguir invocando la memoria del que ha partido no es buena idea. Es necesario liberarlo, porque lo que lo retiene es nuestro dolor, nuestra frustración, nuestro arrepentimiento, en fin, todo eso que a nuestro parecer no quedó resuelto.

Entonces, si fuera este el caso, hay otra alternativa. Puesto que ahora somos nosotros los depositarios de eso aún no resuelto, podemos optar por hacer *phowa* para nosotros mismos. Como te explico más adelante, lo que puedes hacer, si es que no quieres recibir una ayuda más profesional (terapia, acompañamiento, etc.), será entrar en un ciclo de cuarenta y nueve días de práctica de *phowa*, en la que ahora el protagonista serás tú. Deja que esta potente práctica haga efecto en ti y recupera la paz que un día perdiste.

Por resumir, sencillamente creo que cada uno debe vivir la experiencia libremente y adaptarla siempre a sus propias necesidades. El *phowa* no es excluyente de ninguna creencia o de la práctica de otras técnicas o disciplinas. Lo único que habrá que cuidar es que en esa adaptación o convivencia del *phowa* con otras cosas no se vean alterados los pasos descritos porque todos ellos son esenciales y están propuestos en una secuencia que no debe ser modificada.

Algunas consideraciones prácticas

Llevo practicando *phowa* durante al menos quince años y en todo este tiempo he podido experimentar muchas situaciones que han hecho que considere algunos aspectos y excepciones que deseo compartir por su relevancia.

Nunca olvidemos la definición y el propósito del *phowa*. Se trata de un ejercicio de visualización que realizamos voluntariamente con nuestro mejor deseo de elevar la consciencia de otro a un estado sublime del Ser.

El *phowa* no es otra cosa más que eso. Si empleas esta práctica como forma de invocar a entidades ya fallecidas para beneficiarte tú de alguna forma, obtener el perdón de alguien que ya partió, pedir algo a una entidad que ya no está entre nosotros, etc., estarás confundiendo y alterando su propósito.

El *phowa* es un acto de amor incondicional y exige un mínimo vínculo afectivo con la persona para la que quieres hacer la visualización: cuanto mayor sea ese vínculo más se reforzará el compromiso que la práctica exige.

Efectivamente, he podido observar, tanto en mí como en otros a los que he brindado esta técnica, que cumplir los cuarenta y nueve días se vuelve una misión imposible o casi imposible si no hay un verdadero nexo de cariño hacia esa persona que ha partido.

A medida que pasan los días y las semanas de práctica, el compromiso se va rompiendo con más y más facilidad, de manera que al final se abandona.

Es sorprendente; son solamente cuarenta y nueve días y, pese a ello, las voluntades flaquean y rápidamente se encuentran disculpas para no realizar la visualización: hoy se me ha hecho tarde, hoy he tenido que viajar y no dispongo de un lugar con la debida tranquilidad y familiaridad, hoy estoy cansado y me duele un poco la cabeza, me despisté ¡y me olvidé!... Siempre se encuentran razones para no hacerlo cuando la motivación y voluntad es débil.

Por el contrario, cuanto mayor sea el nexo afectivo, mayor será el empeño y la voluntad que el practicante pondrá.

En tales casos, la práctica diaria será una prioridad insalvable, de manera que no habrá ninguna razón para suspender su ejecución. Su voluntad se mantendrá inamovible aunque surjan imprevistos de toda índole que planteen inconvenientes para buscar esos veinte o treinta minutos para realizar el ejercicio.

Cuando hay motivación y amor, no habrá obstáculo que impida a la persona realizar su *phowa* durante esos cuarenta y nueve días. No hay madre que haya perdido a un hijo y que no complete su práctica día a día, sin excepción.

Se puede hacer *phowa* si ya han pasado meses o incluso años de la partida de alguien.

Baste con que tengas el sentimiento de hacerlo por alguien que ya partió, no importa cuánto tiempo atrás lo hiciese, para que esté más que justificado realizar la práctica.

Son muchas las personas que han venido a mí para hacerme esta consulta porque han conocido la técnica ahora y les hubiera gustado haberlo hecho en el momento en que esa persona murió.

Es magnífico que alguien se lo plantee con independencia del tiempo que haya transcurrido.

En estos casos lograrán cicatrizar la pérdida mejor, cerrarán asuntos que quedaron abiertos y establecerán ese puente de amor desde un estado de neutralidad y libres de egoísmo. Ahora podrán elaborar la pérdida de una forma definitiva.

Sigue los pasos del *phowa* conforme al guión propuesto y visualízalo con flexibilidad.

En ocasiones, durante la visualización, al llegar a un determinado pasaje, podemos encontrarnos con información o escenas inesperadas que se nos representan en la mente.

Referiré algunos ejemplos para ilustrar este aspecto.

A mí me gusta, al practicar el *phowa,* llamar a un determinado gurú por el que siento mucho afecto. Casi siempre lo visualizo prestándome ayuda e inspiración. Sin embargo, en ocasiones, con determinadas personas la figura que ha venido a mi mente para asistirme y acompañarme es otra. Es como si hubiera entidades espirituales elevadas vinculadas a ciertas personas de modo que, aunque quieras invocar a una, la presencia o manifestación de otra (por expresarlo de algún modo) se impone a la visualización a la que estás acostumbrado.

Así pues, ese gurú al que yo invoco es un hombre y, sin embargo, en ocasiones en mi visualización con algunas personas la entidad es claramente femenina.

Bien, pues es tan simple como dejar que la visualización fluya y no forzarla u obligarla a que sea como nosotros queremos que sea.

En este sentido recuerdo en especial haber trabajado para una persona cercana a mí y, en el momento de que esa entidad otorgaba el perdón, visualizar una y otra vez a un determinado hombre cuya existencia yo desconocía. Más adelante, sorprendentemente, encontré que la descripción de lo que yo visualizaba coincidía con una persona que había sido uno de sus compañeros de trabajo.

Lo importante es que visualicemos, sea lo que esperábamos o no, dejando que la visualización fluya.

Así pues, una cosa es lo que queremos visualizar y otra lo que se nos representa ante el ojo de la mente.

De hecho, es frecuente que, a medida que pasan los días, la misma visualización vaya ofreciendo cambios. Por ejemplo, durante los primeros días seguramente nos entretendremos más en las primeras fases de eliminación del sufrimiento y el perdón, y, más adelante, esas fases ocuparán menos tiempo, cobrando más atención la integración y la fusión.

En esos casos en los que no llegues a cumplir los cuarenta y nueve días no te preocupes: no todas las personas o entidades para las que haces la práctica necesitan los cuarenta y nueve días...

Quizás te sorprenda saber que algunas de las personas que parten son espíritus muy avanzados y antiguos, de manera que desde los primeros días de práctica se percibe que sus consciencias se encuentran ya en planos muy elevados. Casi podríamos decir que nuestra práctica, más que ayudar, estorba.

Son entidades en las que no parece haber cicatrices de dolor o sufrimiento, cuyos actos han sido tan ecuánimes que nada hay que perdonar y que incluso nada han de perdonar a otros porque vivían completamente al día y libres de conflictos.

Tenemos que recordar que en este mundo conviven espíritus o entidades muy jóvenes junto con otras muy antiguas. Unas necesitan experiencias tan básicas como la lucha por la subsistencia, mientras que las otras, más evolucionadas, simplemente vienen a ayudar a que otros avancen y progresen. Y, en medio, hay todo tipo de grados; tal es la diversidad con la que nos podemos relacionar.

Así pues, en ocasiones se puede sentir de una forma clara e intensa que, si bien nuestra intención siempre es bien recibida, nuestra práctica se vuelve innecesaria porque esa entidad ya se encuentra en ese estado tan sublime que nosotros deseamos para ella.

En tales casos mi recomendación es que, ante los primeros síntomas de que nuestra práctica es innecesaria, mantenerla dos o tres días más y, en caso de no desaparecer esa sensación, establecer el puente de amor y despedirnos definitivamente, agradeciendo haber tenido el privilegio de compartir nuestra vida con un ser tan valioso.

Si haces las cosas con verdadera sinceridad y limpieza, percibirás este tipo de situaciones sin dificultad, por lo que no tendrás problema en diferenciar esta sensación de la de pereza por practicar y abandonar el ejercicio antes de tiempo. Una sensación y otra no tienen nada que ver y, por tanto, equivocarlas es imposible.

El *phowa* para un ser muy cercano y querido es una situación desde mi punto de vista ideal. Ahora bien, la persona debe hacer un esfuerzo extra por mantenerse sereno y centrado durante la práctica para que los sentimientos no bloqueen su mente y la saquen del foco de la práctica.

Es importante recordar siempre que la finalidad última del *phowa* es para el que ha partido.

Hay que dar prioridad en el ejercicio al otro: se trabaja en el proceso del otro (no en el propio dolor), se trabaja para que el otro sea perdonado (no para que lo sea el que lo practica) y así sucesivamente.

Si, además, el practicante del *phowa* dejó asuntos pendientes con esa persona y necesita trabajar el dolor de la propia pérdida o recibir el perdón de ese que se fue, eso será algo a considerar en un segundo orden de prioridades.

El *phowa*, como ya he dicho, es por encima de todo un acto de amor incondicional enfocado en el bien del otro, libre de cualquier atisbo de egoísmo o interés propio. De no respetarse esta máxima, estaríamos pervirtiendo la finalidad para la que esta elevada práctica nos ha sido transmitida.

El *phowa* no es un sustituto de ningún ritual. Verdaderamente, lo que hace es responder a la necesidad íntima de alguien que desea realizar un último acto de entrega amorosa hacia una entidad que ya partió, con la certeza que alimenta el vínculo afectivo de que esa entidad continúa viva, existiendo.

Con el *phowa* pone toda su mejor voluntad y deseo en que ese que partió y al que tanto amaba reciba la gracia de alcanzar un estado de existencia sublime.

Por tanto, el *phowa* es compatible con cualquier otro ritual y sistema de creencias y, sobre todo, es un acto a realizar con gran intimidad y humildad.

BENEFICIOS PARA EL QUE PARTIO Y PARA EL QUE LO HACE

A lo largo de todo este tiempo, y vinculado a la actividad de dar a conocer el *phowa*, he tenido ocasión de recibir numerosos testimonios de todo tipo en relación a procesos de acompañamiento a personas en fase terminal. No quiero llenar este libro de testimonios —aunque es muy tentador—, pero para el tema que quiero tratar ahora recuerdo en especial el caso de una abuela.

Hace algunos años, en Galicia, tuve la ocasión de conocer a una familia cuya abuela se encontraba en sus últimos días de vida. Era una persona muy querida y estaba arropada por una extensa familia de hijas y sus correspondientes nietos. Además, eran fervientes creyentes en la fe católica, de modo que cuando esta mujer fue ingresada en un estado ya muy grave, comenzaron a rezar por ella intensamente. Cada día, varias de aquellas personas rezaban fervientemente para que la mujer saliese del trance.

La sorpresa se produjo cuando una tarde, estando la abuela acompañada en el hospital por una de sus nietas y las amigas de esta, en un momento dado la mujer recobró el sentido y le dijo a la nieta que por favor dejasen de rezar porque ella quería marcharse y sus plegarias se lo impedían y no hacían sino alargar su sufrimiento. La sorpresa de la familia fue mayúscula, pero salvando su estupor, fueron respetuosos con su deseo y dejaron de rezar por ella. Coincidencia o no, la mujer fallecía prácticamente un día después.

En la misma dirección tenemos el conocido caso del neurocirujano Eben Alexander, quien tras sufrir una grave meningitis bacteriana, tras casi una semana en coma, milagrosamente pudo recuperarse y posteriormente narró su particular viaje por otras dimensiones de la existencia. En su libro *La prueba del cielo* [29], nos explica como él podía captar, desde su existencia más allá del cuerpo físico y de este plano, que en un plano inferior había gente que de algún modo lo llamaba, pero aunque percibía que algo le ataba a ellos, no lograba recordar qué. En sus propias palabras: «Aquella jerarquía de seres, medio atisbados, medio invisibles, dispersados por toda la oscuridad por encima y por debajo de mis pies, estaban rezando por mí... Aquellas plegarias me llenaron de energía. Probablemente por eso, a pesar de la profunda tristeza que experimentaba, algo en mí comenzó a tener la extraña certeza de que todo saldría bien. Aquellos seres sabían que yo estaba experimentando una transición y estaban rezando y cantando para que no me desanimara... También conocía y amaba a otros allí abajo, en el reino hacia el que me estaba precipitando. Unos seres a los que, hasta aquel preciso instante, había olvidado por completo...»

Solo he traído estos ejemplos para ilustrar que, muy probablemente, ese al que consideramos en coma, o incluso que ha fallecido ya, de alguna forma mantiene una consciencia y el contacto con nosotros; desconocemos a qué nivel y parece que esto sucede más allá de lo que dice el *Bardo* o determinadas creencias.

De ser cierto todo esto, el hecho de que nosotros enfoquemos nuestra mejor intención de una forma frecuente y mantenida hacia estas entidades estaría generando una positiva influencia en ellos. Poco importa saber cómo es posible que esto ocurra; lo que importa es que ocurre.

Que nuestra intención se enfoque en liberar del dolor a ese que partió, que reciba el perdón y que su consciencia se eleve hasta los planos más elevados de la existencia, es una influencia muy positiva basada en ese sublime deseo que actúa sobre alguien.

A esto hay que añadir que no hay nada que más aferre a la vida que los asuntos no resueltos, en especial todos aquellos que generan dolor, en forma de culpa y arrepentimiento, o por no haber sido aceptados o amados por alguien, etc.

La persona, para poder marcharse, necesita un grado mínimo de resolución de sus problemas en este mundo. El proceso de partida o una prolongada agonía guardan una relación directa con todo esto. Trabajos como el que plantea el *phowa*, dirigido específicamente a la eliminación de cualquier forma de dolor y culpa, cobran entonces un sentido trascendental en el proceso de morir y liberarse de esta vida para transitar a una forma de existencia más plena.

La influencia del *phowa* para el que partió debes comprenderla de modo similar a como actúa el Ho'oponopono[2], donde basta que se ponga una intención sostenida y positiva en una determinada persona o situación para que se ejerza un cambio positivo en ambos.

En cuanto a los beneficios para el que practica *phowa*, estos están directamente relacionados con la elaboración de un duelo más fluido y natural.

El hecho de poner la voluntad para entrar en contacto, al menos con el recuerdo, con ese que partió, es una forma de actualizar los sentimientos, su elaboración y facilitar el proceso interno de asimilación de la pérdida.

---

2 Ancestral práctica empleada por sacerdotes y sanadores de Oceanía, basada en la creencia de que los errores cometidos por la persona a lo largo de su vida acaban por generarle sufrimientos y enfermedad, por lo que es necesario limpiar pensamiento, palabra y acción, mediante el perdón, la gratitud y el amor.

Durante esas siete semanas se establece un pequeño compromiso por el que se repetirá un pequeño ritual en memoria de otro. Solo el establecimiento de ese compromiso es una forma de alargar el vínculo conscientemente para luego cortarlo y dejar marchar a esa entidad en una fecha prevista y cerrada. Es asumir la caducidad, el fin, de una forma gradual y prevista. Esa predictibilidad del suceso ya en sí misma sirve de ayuda.

Por otra parte, es una tarea que se enfoca y se vuelca en el otro. Esto es especialmente interesante sobre todo porque el dolor solemos centrarlo en nosotros mismos de tal modo que perdemos la referencia: lloramos por nosotros, por lo que hemos perdido, no por el otro; sentimos dolor porque nos sentimos más solos, porque no vamos a disfrutar más del otro que partió... En todos los casos, la perspectiva es siempre desde el ego, no desde el otro.

No hay experiencia de dolor y sufrimiento más pura que la que sucede por absoluta compasión y empatía con otro ser que sufre. En esos momentos nos conectamos verdaderamente con el otro y vibramos acompañándolo en sus peores momentos. Ahí el ego es disuelto. Decía Sri Aurobindo: «En el ego no hay amor. En el amor no hay ego». Qué gran verdad y cuan enfermo de ego está este mundo.

Por tanto, con el *phowa* salimos de nuestra particular caja emocional y mental. Al menos mientras realicemos este ritual para alguien, estaremos saliendo de nuestro ombligo para volcarnos en un deseo elevado para otro, dejando de enfocarnos en nuestro dolor para hacerlo en una acción compasiva.

Así, a modo de resumen diremos que el que ha partido se beneficia de la calma, el apoyo y la ayuda que le presta la mente enfocada de quien permanece en la vida material, y recibe orientación respecto a las tareas y los objetivos más importantes que tiene, como es el ascenso a una existencia más elevada. Por otro lado, el que se queda elabora mejor el duelo, abandona la posición egocéntrica desde la que generalmente nos relacionamos y desarrolla su capacidad compasiva.

OTRAS MODALIDADES

Pero el *phowa* no ha terminado con lo que te he explicado; es muchísimo más amplio que todo esto, como verás a continuación.

En la tradición tibetana, esta práctica posee tal importancia que las personas que llegan a una cierta edad, conscientes de que sus existencias están llegando a su fin, comienzan a practicar *phowa* para sí mismos a diario. La práctica es la misma que cuando se hace para otro solo que ahora uno hará repaso y recuento de su propia existencia.

Esta es una modalidad que considero enormemente beneficiosa para cualquiera. Particularmente creo que todos deberíamos realizar nuestro pequeño ciclo de siete semanas de práctica, solamente enfocados en nosotros mismos, al menos una vez cada año.

Todos tenemos muchas cuestiones no resueltas, muchos asuntos no cerrados con nosotros mismos y con otros. Esta es una magnífica forma de resolver esas cuestiones de una forma serena y discreta.

Es una magnífica oportunidad para hacer balance, repasar tu biografía, corregir tu conducta, salir de donde no quieres estar y, en fin, redirigir tu vida hacia lo que tu interior te indica que es tu verdadero camino.

Por tanto, al menos una vez cada año, entra en este ciclo de práctica, donde el foco del trabajo seas tú mismo.

Aquí te ofrezco los pasos:

1. En estado meditativo, invoca a un Ser de Luz, todo Amor y Compasión. Pídele que te acompañe y asista en tu proprio proceso con lucidez, ecuanimidad, inspiración y verdadera claridad mental.

2. Comienza por revisar todas tus fuentes de dolor; identifica de dónde viene tu sufrimiento.

   No dejes que el pensamiento entre enjuiciando por qué sí o por qué no, si esa causa es justa o injusta, si lo mereces o no, si tal o cual persona es responsable de... Nada de todo ese discurso del pensamiento tiene sentido en nuestra práctica. Solo identifica el núcleo del dolor; no lo analices, solo siéntelo tal y como lo haría un niño.

   A partir de ahí, con cada expiración abandónalo, no te aferres a él. El sufrimiento, cualquiera que sea su causa, no eres tú, no te identifiques con él. Recuerda que el estado natural del ser es un estado de bienestar amoroso, intrínsecamente feliz.

Con la práctica observarás que la única y verdadera fuente de malestar eres tú mismo y las decisiones que has tomado en cada momento de tu vida.

Padmasambhava decía que «si quieres conocer tu vida pasada, contempla tu estado presente; si quieres conocer tu vida futura, contempla tus acciones presentes».

3. A continuación pasa al perdón... no hay nada que puedas haber hecho que no pueda ser perdonado... Y si crees que ningún ser humano podría perdonar tus malas conductas, para eso tienes la asistencia de ese Ser de Luz al que le has pedido su apoyo.

    Solo imagina que te envuelve en un manto de energía maravillosa, que te perdona como lo haría una madre con su hijo.

    Recuerda que el perdón no está completo si tú ahora no te enfocas en perdonar a otros... No juzgues, no valores, solo deja que vengan a tu mente y perdónalos por muy grande que haya sido el dolor que tú creas que ellos te hayan causado.

    Perdónate, perdónate... perdona, perdona.

    Es cierto que el verdadero perdón no lo sentirás hasta que no seas capaz de ponerte en el lugar del otro al que dañaste y sentir en tu propia piel emocional el sufrimiento que pudiste causar en él. Solo cuando sientas emocionalmente el perdón con toda su intensidad, puedes sentirte verdaderamente perdonado.

    En el caso de la aplicación del *phowa* a uno mismo, separar dolor y perdón, perdón y dolor, puede resultar especialmente complicado. Y todo queda en su lugar y perfectamente claro cuando llegas a ver que todo empieza y acaba en ti, que la realidad es una proyección de como es tu mundo interior y, que hasta que no te respetes y te ames en cierta medida, no recibirás amor y respeto del mundo y, desde luego, no podrás ser tú también una fuente de amor y respeto para los demás. La vida es un juego de espejos para que reconozcas y aprendas.

4. Ahora deléitate en la paz que sentirías si todos tus problemas desapareciesen. Si no existiera nada en este mundo que pudiera perturbarte; busca ese estado en el que te sentirías si todo, absolutamente todo, fuese perfecto.

   Ya no hay problemas en tu cuerpo; tu vehículo está perfecto... Todo tu interior está en orden y completamente al día; el conflicto no tiene espacio en ti... Nada hay que pueda perturbarte, no hay suceso que pueda afectarte ya porque todo está en orden, todo está en su lugar y es perfecto... Ya estás plenamente colmado y satisfecho, tu existencia y su expresión lo es todo y así te sientes completo, inmensamente feliz y dichoso... Tú eres la paz, en ti solo hay espacio para que la paz se exprese... paz, paz, paz.

5. Es el momento de que le pidas al Ser amoroso y compasivo que te asiste que derrame la luz del conocimiento en ti... Todo cuanto ha sido es y será te es revelado... Solo imagina que esto sucede, solo eso. Visualiza que una luz extraordinaria te invade y te llena y que cada partícula luminosa encierra la información del Todo. No hay límite para el conocimiento, nada hay que no te sea accesible porque en ti mismo está resumida la Creación; el Universo está en ti y el acceso al mismo no es hacia fuera sino hacia adentro.

Ahí está la puerta de entrada al Todo. Entra porque tú tienes la llave y eres el soberano...

Recuerda ahora tu verdadera identidad, porque eres una emanación de la Divinidad lanzada a explorar la Creación, a explorarse a sí misma, a evolucionar y crecer. Eres absolutamente libre y amado y el único mandato que tienes es «¡Crece!», «¡Explora y crece!». Eres eterno, por lo que nada ha de preocuparte; tu existencia es el mayor de los regalos y está garantizada por siempre.

Eres un hijo del Creador[3] en todo semejante a él, en todo perfecto y completo, un fractal de la deidad, un pequeño holograma de la divinidad. Tú mismo eres la deidad, la deidad está en ti.

Solo piénsalo; al menos por una vez, contempla que eso pudiera ser posible... En todo completo y perfecto...

6. Es el momento de integrar todo cuanto has aprendido en esta vida... y todo cuanto has aprendido en todas tus anteriores existencias... Aunque ahora no las recuerdes, simplemente imagina que eso sucede, que te conviertes en un pozo de sabiduría y experiencia plenamente integrado...

   Toda tu biografía, por dura que sea, no es más que información; cada episodio, hasta el más doloroso, no es más que información que debes integrar. Recordar e integrar para crecer, experimentar para conocer y que el hacer se transforme en sabiduría.

---

3 «*Humano*» en sánscrito posee un interesantísimo significado. La partícula «*hum*», deriva del Om, cuyo significado es la vibración primordial de la que toda la creación emerge, es el espíritu creador de la deidad. La partícula «*man*» es mente y la partícula «*o*», sería «*de*» o «*desde*». Por lo tanto «*hum-man-o*» viene a significar «*el que es creado o emerge de la mente de Dios*».

«¡Recuerda!», porque el verdadero drama está en el olvido, porque la muerte no existe. Lo terrible de todo es emerger a la vida cada vez habiendo olvidado quien eres, como si cada día que te despertases hubieras olvidado toda tu anterior biografía...

Por eso deja que el recuerdo de toda tu existencia (de esta y anteriores vidas) emerja en ti y que toda esa enorme experiencia acumulada sea incorporada e integrada en tu consciencia.

Integra todos tus recuerdos y comienza desde lo más reciente hacia atrás, y no te quedes solo con tu infancia y nacimiento, sigue hacia atrás, antes de nacer, cuando tu vida aún era un proyecto... cuando acababas de abandonar tu anterior existencia, y otro capítulo atrás... y otro y otro, e incluso cuando tu existencia era aún más humilde que la humana, atrás, atrás, sin miedo, sin límite.

Integra y recuerda.

Y no te detengas ahí. Continúa ahora fundiendo todas tus estructuras: tu vehículo físico imagina que se convierte en un ser luminoso y divino... Cada célula de tu cuerpo es sublimada hasta convertirse en una partícula luminosa... Ahora céntrate en tu vehículo emocional; sublima tus emociones hasta convertirlas en puro amor y compasión... Y vete a la siguiente capa, a la mental; sublima tu pensamiento convirtiéndolo en luz de verdad y vida hasta que pensamiento y mente se confundan en un todo luminoso de verdad y sabiduría... Y continúa con tu vehículo energético; ya estás vibrando muy alto, inmensamente alto, tu energía ya es sublime...

Visualízate, siéntete, experiméntate como un Ser de Luz en todo perfecto y completo.

7. Y, finalmente, entrégate en común-unión con la Divinidad.

   Regresa a tu origen, vuelve a tu hogar, permanece en ese estado sublime de comunión con la Fuente, con el Profundo, con la Deidad, como quiera que lo imagines, y permanece en ese estado todo cuanto seas capaz de mantener esa visualización.

   Recibe la común-unión.

Y el día 49, tras completar la práctica del *phowa* para ti mismo, acaba sintiendo todo el amor que puedas, tan grande, tan inmenso que ese amor que se manifiesta en el centro de tu pecho te corte la respiración.

Siente amor con toda tu mente, con todo tu corazón, con toda tu alma, con todo tu espíritu, con todo tu ser, con todas tus fuerzas, completamente, continuamente, todos los días de tu existencia, por toda la eternidad... Y permanece todo el tiempo que puedas en ese estado, en esa visualización...
Y deja que el *phowa*, con toda su fuerza, opere un cambio en ti como no eres capaz de imaginar ahora.

Reflexiona acerca de la enorme importancia que la simple práctica de este ejercicio puede tener para ti. El hecho de que periódicamente realices una revisión de tu vida, de tus aciertos y desviaciones, de como te saboteas y lo mucho o poco que te aprecias, es una enorme oportunidad para hacer borrón y cuenta nueva, para actualizarte, para ponerte en presente tan al día como si mañana mismo fueses a abandonar este mundo plenamente satisfecho de tu existencia y de la trayectoria que has llevado.

Una reflexión seria de este tipo, realizada año tras año, te garantizo que es capaz de ejercer un cambio tan profundo y acertado para ti como no eres capaz de evaluar ahora. Solo hazlo y experimenta.

El *phowa* como catalizador y acelerador de sucesos de alguien que aún se encuentra vivo

Lo primero que hay que destacar es que ninguno sabemos cuál es nuestro destino. Si no lo sabemos de nosotros mismos, mucho menos podemos saberlo de otros. Estamos bajo el velo del olvido en toda su magnitud y no recordamos la tarea que nuestro espíritu, que nuestra consciencia plenamente despierta eligió como aprendizaje para esta nueva existencia. Por esta razón, el respeto a la vida del otro, a cuanto le suceda, debe ser aceptado sin cuestionamientos de ninguna clase.

Lógicamente, esto suele entrar en conflicto con nuestras emociones y sentimientos porque deseamos lo mejor para aquellos a los que queremos, y no tanto para aquellos a los que no queremos. Pero es necesario imponer un criterio de total respeto por el libre albedrío del otro. Nuestra positiva intención lanzada a través del *phowa* hacia alguien no tiene en absoluto la capacidad de hacer que esa persona viva o muera.

Consideremos el siguiente ejemplo: nos encontramos ante un familiar que ha enfermado gravemente y decidimos hacer *phowa* para él. ¿Cuál será el efecto de nuestra práctica?

Pues el efecto será siempre beneficioso porque estás proyectando tus mejores deseos y amor hacia esa persona de forma sistemática y sostenida en el tiempo. La cuestión es ¿qué es lo mejor para ella? Pues lo desconocemos; no sabemos qué decidió experimentar su consciencia antes de venir y, por tanto, qué tipo de pruebas eligió para someterse a ese aprendizaje. Acaso eligió someterse a un gran sufrimiento físico para, a través del dolor, crecer y sublimarse. Sencillamente no lo sabemos.

Pero lo que sí sabemos es que la práctica del *phowa* ejercerá una influencia siempre positiva y que esa influencia positiva se traducirá en un efecto acelerador del proceso. Eso es lo que hará el *phowa*: facilitar un proceso, acelerarlo en la dirección correcta: si ha de morir, lo hará antes y por tanto con menor padecimiento, y si ha de vivir, se restablecerá antes, por lo que de nuevo le ahorraremos sufrimiento.

Por lo tanto, ante situaciones de este tipo, no debemos dudar en activar nuestra práctica, porque de un modo discreto y sutil estaremos ayudando al otro en su proceso; le daremos una suave brisa constante que le permitirá navegar por la experiencia más fácilmente.

Deseo compartir contigo un breve testimonio que una vez más nos habla de la influencia de esta práctica y de la medida en que la misma influye en otros sin que nosotros realmente sepamos en qué medida puede hacerlo.

Un hijo decidió comenzar a practicar *phowa* para su anciana madre. Esta mujer ingresó en el hospital en fase terminal. Cada día el hijo la visitaba en el hospital y, mientras ella permanecía postrada, él realizaba el ejercicio de visualización de *phowa* para ella. En ningún momento él compartió lo que hacía con ella, entre otras razones porque no quería que ella lo juzgase por estar haciendo «cosas raras». Transcurrían los días y el proceso de *phowa*, y ella evolucionaba agravándose su estado. Pocos días antes de fallecer, ella le dejó perplejo porque, además de despedirse conscientemente de él y mostrarle su afecto, le dijo que le agradecía lo que estaba haciendo por ella y que nunca había imaginado que él fuese tan espiritual. Este mensaje ocasionó un enorme impacto en él, no solo por la consciencia que ella manifestaba sobre la práctica que él había realizado, sino porque le devolvía mucha gratitud y amor.

Phowa para mascotas... ¿por qué no?

Esta modalidad que te propongo ahora me parece el resultado natural y un final perfecto para la relación que muchos humanos han tenido con sus mascotas, por las que han llegado a sentir un profundo amor y por el que han sido plenamente correspondidos.

La gran diferencia al realizar esta práctica para una entidad de esta naturaleza es que nos encontramos ante un ser puro, libre de conflicto, que acepta tanto la vida como la muerte fluyendo sin resistencias, tal y como nosotros deberíamos hacer. En esta entidad puede haber dolor y sufrimiento físico, incluso sufrimiento psíquico (como en el caso de animales maltratados y abandonados, etc.), pero todo ello es siempre vivido desde una pureza y aceptación verdaderamente conmovedoras.

Probablemente en estos casos el perdón será un mero trámite o incluso una parte que hasta se podría obviar. En ellos no hay intencionalidad, por lo que deberían estar libres de *karma*. Acaso sea un paso más para nosotros que para ellos, cuando por ejemplo finalmente se decidió una eutanasia para acortar su agonía.

Lógicamente nuestra práctica habrá de adaptarse al ser al que la dirijamos y no al revés.

Igualmente, entregaremos a esta entidad a la paz y pediremos porque reciba la luz del conocimiento y porque integre todas sus experiencias y funda todos sus vehículos, por modestos que sean, en su fractal divino (nada hay creado que no contenga al mismo Creador).

Tras conversar con algunos grandes yoguis que me han facilitado instrucción, he llegado a la conclusión de que esas mascotas han sacrificado su libertad por darnos su amor y recibir el nuestro. El premio para ellas es que, gracias a la exposición continuada a la energía humana, obtienen un impulso muy grande para su propia evolución. Es decir, el trato con nosotros los proyecta evolutivamente hacia un salto existencial, abriéndoles la puerta a sucesivas reencarnaciones en forma de consciencia superiores.

La consciencia en su viaje eterno va dando saltos evolutivos y quizá esos contactos interespecies y de seres más evolucionados con otros que lo están menos sirven también como palancas de aceleración de crecimiento y ampliación de la consciencia, pues no hay otro fin que el de que la consciencia crezca y se expanda sin límites abarcando toda forma de existencia posible.

Así pues, el *phowa* para una mascota lo considero un precioso regalo para ella y la duración de la práctica seguramente se verá reducida porque la elevación de su consciencia es probable que requiera de menor esfuerzo. En estos casos, la mejor guía son las propias sensaciones internas pues hay un momento en que puede «sentirse» que el trabajo ya ha sido completado.

La práctica individual para un grupo de entidades

A veces me he encontrado con personas que, al conocer esta técnica, han sentido verdadera urgencia por aplicarla a muchos. Por esa razón se plantean agrupar a varias personas en sus visualizaciones y realizar la práctica para un grupo de entidades en un solo ciclo de siete semanas.

Lógicamente cada uno es absolutamente libre de practicar *phowa* como quiera, pero mi recomendación es que no se haga de ese modo.

Mis razones para desaconsejar esta práctica se fundamentan en varias cuestiones.

La primera de todas es que si ya nos cuesta mantener la concentración y el foco en una sola entidad, no quiero ni pensar lo que supondrá hacerlo «en serie» para varias.

La segunda es que, como la efectividad del *phowa* depende directamente del efecto de la concentración y el foco sostenido en alguien, al haber tantos focos su efecto se disipará y diluirá mucho.

En tercer lugar, la práctica efectuada de este modo —casi en cadena de producción— reduce o elimina el grado de consciencia y calidad con que realicemos el ejercicio. Nada tiene que ver el pasar por cada fase de *phowa* (dolor, perdón, paz, conocimiento, integración, fusión, comunión, amor), paso a paso con cada entidad, a hacerlo casi «cumpliendo el expediente» para un grupo.

Mi punto de vista es claro: no tiene sentido hacer *phowa* para varias personas a la vez porque su resultado no será tan potente como nosotros queremos para ese para quien deseamos la elevación y sublimación de su consciencia.

La práctica del *phowa* en grupo

En ocasiones ha ocurrido que se han reunido varias personas para practicar el *phowa* en grupo.

Mientras que una persona guía la visualización, cada uno de los participantes realiza el ejercicio enfocado en aquella persona para la que quería realizar la práctica.

Si bien la parte negativa es que hay que adaptarse al ritmo de visualización de la persona que guía los pasos a dar (algo similar a lo que ocurría si grabábamos el ejercicio), esta modalidad hace posible que personas poco experimentadas o familiarizadas con el ejercicio aprendan a realizarlo.

Otra ventaja de esta práctica grupal se manifiesta con la posterior puesta en común de las distintas experiencias que se tienen por parte de cada participante: lo que se visualiza, lo que se experimenta, como se va elaborando el propio duelo en el proceso, etc. En fin, toda la riqueza que aporta el grupo y el hecho de compartir con otros la propia experiencia.

Como ves, hay muchas otras formas de proceder con el *phowa*, más allá de usarlo exclusivamente para aquellos que acaban de trascender.

Resulta evidente que se trata de una técnica de enorme potencia y que puede ocasionar un gran cambio positivo, tanto para las consciencias de los que han abandonado este plano, como para aquellas que continúan en este denso mundo.

Lo mejor, para salir de dudas, es comenzar a practicar. Solo así uno puede experimentar los sorprendentes resultados que se producen. Observar los cambios de estado que se dan en personas enfermas, cuyas evoluciones en positivo o negativo se aceleran rápidamente, así como cuando nos lo aplicamos a nosotros mismos de forma periódica como forma de limpiarnos y elevar nuestra consciencia periódicamente permite reconocer que los efectos sobre uno mismo son patentes y la mejor prueba de ello son los cambios que experimentamos en el curso de nuestras vidas, que nos facilitan el crecimiento y la aparición de nuevos retos.

Hemos venido a experimentar y a aprender, no hay otra tarea más importante que esa. Si además de hacerlo, logramos pasar por aquí con respeto y con la mayor consciencia posible de la responsabilidad que implica cada una de nuestras acciones, entonces es seguro que habremos cumplido con el propósito con el que vinimos, aunque este permanezca velado por el olvido. La vía o el camino para salir del olvido pasa por empezar a vivir desde un sentido trascendente. En lo sucesivo el velo empezará a descorrerse y el proceso de despertar de nuestra consciencia habrá comenzado. A partir de ahí ya no habrá vuelta atrás.

F

V

CLAVES PARA UNA COMPRENSION TRASCENDENTE DE LA REALIDAD

LA PREPARACION PARA LA MUERTE SE HACE MAS Y MAS NECESARIA

«La finalidad de la vida es el crecimiento del alma, no el éxito exterior».
SRI AUROBINDO

Hasta ahora se calcula que entre el 25% y el 27% de las personas que superan muertes clínicas pasan por experiencias de tipo ECM[1]; otra cosa bien distinta es que las compartan. Con la mejora de la atención en las urgencias sanitarias y de las técnicas de resucitación, cada día se hará más y más frecuente la recuperación de pacientes en estado crítico. Esto implica que cada vez será mayor el número de casos y mayor la probabilidad de que estas personas compartan su experiencia. Esto generará mayor conciencia en la sociedad, haciendo que se tome más en consideración el sentido de la existencia, la posibilidad de la trascendencia y, en consecuencia, la necesidad de llevar una vida más auténtica.

Es cierto que de un tiempo a esta parte han proliferado eventos sobre la posibilidad de vida después de la vida y debates más o menos encendidos en programas en los medios que pretenden abordar con respeto y pluralidad estos asuntos. Pero aún nos falta mucho camino por recorrer.

Siento que un contenido como este supone algo similar a lo que la sociedad se planteaba en su día con debates como si la tierra era plana o esférica; el geocentrismo y el heliocentrismo... y tantos otros ejemplos similares.

1 ECM: Experiencias Cercanas a la Muerte, término acuñado por Raymond Moody, al que ya nos referimos. Ver bibliografía [20].

Cada vez que hay un cambio de paradigma, se produce una resistencia a los nuevos planteamientos y casi diría que una pequeña crisis social entre los detractores y los defensores de las nuevas ideas. Ya es hora de que la Humanidad madure y aborde los temas fronterizos con la serenidad, el respeto y el rigor que merecen.

Se echan en falta verdaderas aulas en las que los profesionales de la salud, y cualquier otro interesado, puedan recibir formación sobre estos contenidos, por modesta y limitada que esta formación aún pueda ser.

Así como en los últimos años se ha venido humanizando tanto la gestión del parto —haciendo más partícipe a la mujer— como la forma en que el neonato es tratado durante los primeros instantes que pasa separado de la madre, va llegando el momento de realizar todo un replanteamiento de como las personas abandonan esta vida, en especial cuando hablamos de pacientes terminales y enfermos de larga duración.

Tenemos que entrar en un debate constructivo para mejorar las condiciones de dignidad con que las personas se enfrentan al momento de morir; el moribundo, en la medida en que conserve sus facultades mentales, debe poder tomar decisiones sobre su bien más preciado: la vida y su vehículo físico. En los casos en que la persona ya no pueda hacerse cargo de sus decisiones, habrán de ser los familiares o, en último término, el personal sanitario, quienes tomen las mejores decisiones en pro de garantizar su final más digno.

A continuación está la gestión de los familiares, de su dolor, de enseñarlos a acompañar a ese que se encuentra en sus últimas horas. Facilitarles información de lo que puede suceder, de las reacciones y experiencias que el moribundo puede verbalizar para que no sea tratado como un demente.

Solo conozco un caso en el que, conscientes de que el tiempo llegaba a su fin, tanto la mujer protagonista de la experiencia como sus hijos tomaron cartas en el asunto para tratar de abordar la situación desde todas las perspectivas posibles.

Desde que esa madre supo que iba a morir tomó ciertas decisiones para facilitar las cosas a los que seguirían después en vida: sostuvo conversaciones con varias personas para cerrar completamente su existencia, tal y como ella deseaba hacerlo. No fueron conversaciones sencillas; en ocasiones algunas estuvieron cargadas de dolor, pero desde luego fueron entrevistas con un enorme valor liberador y terapéutico para todos sus protagonistas. El caso es que ella pudo despedirse explícitamente de toda su familia y de sus principales amigos.

En paralelo, una de sus hijas se encargó de realizar y organizar sesiones familiares en las que trabajaron con constelaciones[2], con el fin de resolver conflictos generacionales y dejar la estirpe y sus propias biografías libres de cargas ancestrales.

Se cuidó especialmente el entorno en el que aquella madre en estado terminal se encontraba en cada momento para que el ambiente, las emociones y su fluir fuesen limpios. Se pactaron las condiciones de abordaje terapéutico y los límites a la intervención de los médicos.

---

2 Considerado como un modelo terapéutico por sus defensores, las constelaciones familiares combinan conceptos psicoanalíticos con el modelo sistémico y algo de antropología para analizar los sistemas familiares y «colocarlos» o reajustarlos. Aún hay poca investigación a este respecto y pocas publicaciones que validen su verdadero impacto.

Esta mujer pudo aproximarse a estas cuestiones trascendentales hasta dos días antes de fallecer, con tal consciencia que le permitió liberarse de este mundo libre de culpa o carga alguna, libre de cualquier forma de conflicto, en absoluta paz, sintiéndose perdonada y habiendo otorgado el perdón. Verdaderamente pudo liberarse antes de partir. Entró en la paz, incluso antes de abandonar esta forma de existencia. Hizo balance de su vida, integró lo aprendido y se sintió plena. Consiguió sentir completamente que su vida había tenido sentido, por lo que llegó al final con total aceptación, preparada e ilusionada con la salida de este mundo y la posibilidad de entrar a una nueva existencia, libre de apegos.

La experiencia de esta mujer de algún modo fue compartida por sus familiares, que recibieron toda una lección de como prepararse para partir. Sus cuatro hijos, para su sorpresa, unos días antes de que ella completase su proceso experimentaron incluso una curiosa somatización a nivel de cordón umbilical. Una de sus hijas llegó a narrarme que sintió que el nexo hija-madre había quedado disuelto.

Por supuesto, el duelo que vivieron estas personas nada tuvo que ver con lo que habitualmente presenciamos. Ya antes de la partida de su madre todos se habían despedido, aceptando aquel «hasta luego» con gran cariño y serenidad. Ojalá que un cierre así lo pudieran hacer todas las familias, porque un evento de esas características marca un antes y un después en la biografía de todas las personas.

EL VERDADERO DRAMA ESTA EN EL OLVIDO

Llegados a este punto de reflexión sobre la trascendencia y de presentación de la técnica del *phowa*, es momento de tomar consciencia del verdadero significado de las cosas.

Hemos hablado de vida y ahora tenemos que referirnos a ella como ese estado en el que la consciencia permanece temporalmente atada a un vehículo físico.

La muerte sería lo opuesto al parto. Sería el umbral de salida de esta vida, mientras que el parto sería la puerta de entrada. En el fondo ambos son recorridos de entrada y salida que no se producen súbitamente, sino que son el resultado de procesos que en cada persona duran más o menos tiempo pero que no se completan hasta que se den una serie de circunstancias: básicamente la preparación de la consciencia que se somete al proceso y que el entorno reúna las condiciones mínimas necesarias.

De otro lado, la existencia sería el continuo existencial de la consciencia, que va entrando y saliendo entre períodos de vidas en el plano físico, con tránsitos en formas de existencia vinculadas a otros vehículos y planos más sutiles. La consciencia, entonces, tal y como plantean los *bardos*, no hace sino adaptarse a diversos estados de la existencia, pero se mantiene siempre ahí, sumando identidades que le sirven para acumular experiencias de todo tipo.

Todos hemos recibido el inmenso regalo de la existencia, del que no somos del todo conscientes y, por tanto, no agradecemos.

Existir, ¡qué cosa tan sublime! y, sin embargo, a menudo, fuera del marco de nuestro reconocimiento. A partir de ahí se nos ha lanzado a la creación para que la experimentemos por nosotros mismos, primero a pequeña escala y, luego, quién sabe hasta dónde podremos llegar.

Sospecho que nuestras chispas divinas o espíritus son igual que bebés. Comienzan siendo absolutamente dependientes de sus padres, con grados de libertad muy limitados al principio, con una consciencia y comprensión muy reducidas del medio en el que se encuentran. A medida que crecen en consciencia de sí mismos y del entorno, empiezan a ganar capacidades que las van haciendo más y más libres e independientes. Empiezan a poder trasladarse por sus propios medios, primero gateando, luego trastabillando, luego correteando... Y así crecen consciencialmente a medida que exploran y acumulan experiencias de todo tipo, primero muy básicas, luego más sofisticadas.

Mucho me temo que esto es una metáfora de cómo es el despertar de nuestra consciencia. Primero somos consciencias bebés con limitaciones enormes, cuyos grados de libertad para elegir entornos en los que vivir y condiciones de vida son mínimos, porque las experiencias que debemos incorporar son muy básicas. A medida que estos espíritus-consciencia van acumulando vidas y más vidas, van ganando en conocimiento, criterio y autonomía. Comienzan a tomar sus propias decisiones sobre qué experimentar en las siguientes vidas, con quién compartirlas, los grados de libertad con que contarán. Solo cuando esos espíritus-consciencia van teniendo madurez para cuidar de sí mismos, cuidar del entorno y cuidar de otros, empiezan a tener verdadera autonomía y soberanía sobre la gestión de su existencia y el viaje que desean realizar para evolucionar ilimitadamente.

Esto me lleva a pensar que la mayoría de nosotros somos consciencias aún muy diminutas, tanto, que el mundo en el que vivimos ofrece un rango experiencial bastante limitado (para una gran mayoría de la Humanidad son experiencias muy básicas, muchas de ellas solo relacionadas con la mera supervivencia), con un vehículo cuyos grados de libertad son muy reducidos (un cuerpo que requiere de gran atención y cuidado para mantenerse operativo: respirar, comer, higiene, movilidad reducida, alto riesgo de daño y enfermedad, fragilidad, etc.) y cuyas consciencias aún están tan veladas que, salvo en casos excepcionales, tanto el recuerdo de anteriores existencias como de nuestra verdadera naturaleza (fractal divino) permanece inaccesible para la mayoría de nosotros.

Visto desde esta perspectiva, el drama no es la muerte en un sentido de aniquilación, sino el estado de completo olvido en el que permanecemos en nuestra existencia. No recordamos cuál es nuestro origen, no sabemos qué o quién hemos sido en anteriores existencias, olvidamos hasta cómo era nuestra existencia antes de regresar a esta última vida física. Tampoco recordamos las tareas, las lecciones, las experiencias que previamente elegimos tener en esta existencia... salvo que escuchemos nuestro interior desde un verdadero estado de ecuanimidad y silenciando la mente. Pues solo en tales circunstancias sentiremos lo que nuestra alma nos pide que hagamos con nuestras vidas. Es ahí donde radica la clave de la felicidad: en lo que hemos venido a hacer.

Vivimos bajo el velo del olvido y solo cuando cobramos consciencia de que desconocemos nuestra verdadera identidad y origen, y hacemos el firme propósito de salir de dicho estado, empezamos a despertar.

Imagina que cada mañana te despertases y hubieras olvidado por completo quien eres. Sería aterrador y frustrante porque realmente no sabrías ni siquiera si el que tienes al lado es quien dice ser. Sencillamente sería un estado de pesadilla. Esa situación se minimizaría un poco si todos los demás estuviesen en las mismas circunstancias que tú. Entonces nadie se encontraría en una posición de ventaja. Todos se dormirían y al día siguiente despertarían habiendo olvidado el día anterior y toda su biografía.

Ahora plantéate esta misma situación pero suponiendo que cada día equivale a una vida entera; así el despertar representaría el nacimiento y cada día correspondería a una biografía completa tuya, como si cada día (vida) fuese una reencarnación distinta de cada una de las opciones de existencia que tu espíritu-consciencia adoptó.

Demos un paso más. Si de pronto sospechases o atisbases que tu biografía es muy vasta, que ha habido muchos días-vidas antes del despertar de esta última mañana... si te quisieras un poco y comenzaras a salir del estado de amnesia, lo primero que harías probablemente sería empezar a poner orden en tu día, a crear un día, unas pautas y unas actividades sabiendo que al día siguiente volverás a despertar y que te gustaría prestarte ayuda a ti mismo en el proceso de recordar. Entonces serías cuidadoso con lo que haces, aunque solo fuese por hacerte las cosas más fáciles al siguiente día... Incluso tratarías de tomar buena nota de aquellos con los que te encontraste durante ese día para tratar de recordarlos al día siguiente... en la próxima vida...

Creo sinceramente que este velo de olvido posee una función de protección, ya que nuestras consciencias son demasiado jóvenes para asimilar la realidad, las experiencias pasadas y una verdad tan amplia.

Otra posible ventaja es que, bajo el efecto de ese estado de no-recuerdo, se nos facilita que nuestra consciencia se exprese con total libertad y no mediatizada por el resultado de anteriores vidas, ya sea porque hubiéramos fracasado en alcanzar nuestros propósitos de aprendizaje y debamos repetir asignatura, como que vengamos de experimentar el éxito con mayúsculas y ahora toque una vida más moderada.

Si a lo largo de una vida a veces no somos capaces de perdonar a otra alma que está experimentando cosas y aún juega con el dolor de otros, ¿cómo nos relacionaríamos con ella si viniésemos sabiendo que esa fue quien nos causó dolor en existencias pasadas? Posiblemente el rencor dominaría la experiencia y haría imposible tanto su avance como el nuestro propio.

Seguramente es mejor para nuestras diminutas consciencias desconocer quién fue nuestro padre o nuestra madre, quién nuestra pareja en nuestra existencia pasada, o nuestros hijos en el pasado. Porque nuestras biografías entrelazadas y nuestros guiones existenciales acumulados a lo largo de vidas compartidas aún están llenas de dolor. En nuestra inmadurez evolutiva todavía no hemos aprendido siquiera a querernos y aún menos a querer al que está junto a nosotros.

La cuestión es que el olvido nos permite actuar sin el peso de lo sucedido en anteriores vidas y relaciones, permitiendo un comportamiento espontáneo acorde a nuestra naturaleza.

La buena noticia, la fantástica noticia, es que se nos abre un campo de exploración y crecimiento seguramente ilimitado. Que el crecimiento lleva asociados mayores grados de autonomía, libertad y mayores rangos de decisión. No estamos más que en los albores de un despertar absolutamente maravilloso, en el que el segundo regalo (te recuerdo que el primero era la existencia) es reconocer nuestra verdadera naturaleza y empezar a integrar todo el conocimiento acumulado que nos aguarda a cada uno de nosotros en un registro personal. El acceso a ese recuerdo empieza a hacerse posible cuando aceptamos los sucesos pasados como meras experiencias e información. No hay nada que juzgar en el comportamiento de aquellos que aún son bebés-consciencia.

Ante esta posibilidad merece la pena empezar a plantearse la existencia como algo ininterrumpido. Porque, por extraño que nos resulte, volveremos a encontrarnos con nuestros compañeros de viaje una y otra vez. Así hasta que aprendamos aquello que debamos aprender, solo que disfrazándonos bajo el paraguas de diferentes papeles, dando lugar a una infinita diversidad de relaciones y circunstancias.

PREPARARSE PARA LA VIDA ETERNA

A partir de aquí se plantea un nuevo concepto de vida. Regalados con una consciencia que existe indefinidamente, cada cima o cada éxito, cada valle o cada tropiezo, son solo experiencias que necesitamos acumular. Ahora ya no tiene sentido huir de nada, porque hasta que no se supere el aprendizaje oculto en ello, no habrá avance consciencial. Nos encontraremos con ese reto una y otra vez hasta que superemos esa lección, solo que propuesto de distintas formas, pero en esencia siempre el mismo guión.

Desde esta nueva perspectiva, todo pasa por ser un importante aprendizaje que, una vez consolidado, dará lugar a un nuevo reto cuyo fin es que podamos crecer ilimitadamente.

Este marco, esta nueva comprensión de la vida, nos abre una forma de ver las cosas muy distinta. De algún modo ya nada es un problema sino una llamada de atención sobre algún aspecto en el que es necesario que nos perfeccionemos. Las circunstancias son un teatro existencial en el que vamos poniendo a prueba nuestra capacidad de autogestión para hacernos más y más libres y autónomos. Comprender esto hace que la existencia cobre una dimensión mucho más amplia y con más sentido.

No hay prisa; las oportunidades son ilimitadas, tantas como tú quieras o necesites. Incluso cuando hayas superado sobradamente esas pruebas, podrás regresar para ayudar a otros a superarlas, sirviendo de guía y modelo o, si lo prefieres, tendiendo tu mano para que el otro tenga un pequeño punto de apoyo y gane confianza. Pero en cualquier caso, cada uno tiene que superar sus propias pruebas que son intransferibles. No hay trucos o atajos para la consciencia.

Entonces, ¿tienes interés en despertar a la consciencia y salir del velo del olvido? ¿Cuánto deseas crecer, evolucionar y perfeccionarte? ¿Cómo de grandes son tus ganas por salir de aprendizajes tan básicos como el dolor, la mera subsistencia, el miedo o la ficción de la soledad y el abandono?

Es ahora cuando comienza la verdadera vida, la verdadera existencia.

Has llegado a este teatro con estas circunstancias, entorno y personas, perfectas y necesarias para que experimentes aquello que necesitabas incorporar, ni más ni menos. No se trata entonces de lo que te ocurre, sino de cómo te enfrentas a ello y, sobre todo, de cómo emerges después de la experiencia.

La superficie de cuanto sucede en nuestras vidas no es más que un espejismo. Si quieres comprender realmente, entender de qué va todo esto, tienes que empezar a vislumbrar el juego que se está dando por debajo de la superficie. Lo importante es lo que subyace, la intención que ponemos y no tanto el acto en cuestión. Por ejemplo, cuando alguien cuida a un enfermo, lo importante no es el acto en sí, sino el cariño y la esperanza que transmite, la capacidad de acompañarlo en el proceso y de aceptarlo incondicionalmente, tanto si este ha escogido vivir como si elige morir. El peso de tus acciones se va a medir por la intención que pongas en ellas.

El código de la consciencia no es humano y por tanto no es posible fingir o engañar. Es tu misma esencia que se manifiesta, por lo que resulta imposible tergiversarla. Es eso lo que va a dar la calidad y medida de tu crecimiento. A partir de ahí es desde donde se decidirá si tienes que vivir más existencias pasando por esos mismos guiones, o si los has superado ampliamente y puedes pasar a otros aprendizajes más liberadores, estimulantes y ricos, o has de seguir aprendiendo desde el código del dolor porque tu sensibilidad aún es pobre.

En medio de todo ello, además, habrá que ver cómo gestionas tus relaciones, si buscas simetría en ellas o sacar provecho del otro. Si persigues el equilibrio entre dar y recibir. Si eres capaz de dar amor a cambio de nada, si eres confiable y amable, gentil, generoso, honesto y sabes dar alegría y acompañar en la tristeza y el fracaso a otros. Y, repito, resulta imposible simular en este juego del crecimiento consciencial. Acaso engañes a los que te rodean, pero a ti mismo no podrás hacerlo. Y mucho menos cuando en ese estado de consciencia expandida te sometas a la evaluación de tu propia vida.

El punto de vista más objetivo para evaluar tu vida será el impacto que tus acciones ocasionaron sobre aquellos que convivieron contigo.

Cuando páginas atrás te hablaba del juicio en el que, según la tradición ancestral egipcia, el corazón del que fallecía se pesaba contra la pluma de Maat cuando te explicaba la experiencia que relatan tantas personas que han experimentado una ECM en la que evaluaron sus actos en función del impacto que tuvieron en la vida de quienes los rodearon... ahora todo ello cobra un enorme sentido, una nueva dimensión. Porque de eso se trata, de crecer consciencialmente experimentando en completa libertad, pero desde el respeto a la criatura más humilde o a la más grandiosa, a todo cuanto ha sido creado y se haya podido cruzar en tu camino.

Comprendes ahora mejor, desde este sentido trascendental, que todo cuanto sucede en tu vida persigue un profundo propósito y que, por tanto, nada obedece a la casualidad, sino que es causal en todo expresando una oportunidad y una precisión absolutas: llega a tu vida quien ha de llegar y sale de tu vida quien debe salir; ganas o pierdes en función de lo que te toque en ese momento aprender y avanzas o te estancas en función de tus ganas y empeño por crecer.

Por eso hay espíritus conscienciales que han venido a este mundo a vivir vidas fáciles, casi podríamos decir que han venido de vacaciones, mientras que otros espíritus-consciencia no pierden un minuto de sus vidas y experimentan todo tipo de situaciones más o menos complejas para crecer rápidamente y optar a otros niveles de existencia, acaso en mundos en los que los aprendizajes ya no están basados en el sufrimiento como acicate para fomentar el avance.

Entonces, aquel que es ejemplo vivo del verdadero «éxito» es ese capaz de mantenerse a gusto consigo mismo aún en los momentos de mayor dificultad e incertidumbre. Ese que ante la mayor tribulación aprecia su propia compañía. Quien es capaz de desprenderse de todo sin esfuerzo porque ya ha aprendido que es dueño de su propia existencia y que desde esa posesión todo le es prestado y regalado. Ese que es capaz de pasar por la vida en un estado de ecuanimidad, respeto y confianza, ese es el verdadero maestro. Ese destila tal nobleza y confianza que se transmite con su sola presencia. A este, que respeta todo cuanto existe como algo sagrado, se le abren las puertas de todo el recuerdo y se le da la libertad para actuar en la creación sin límites. Es capaz de pasar por el mundo sin alterarlo y se encuentra además por encima de cualquier cosa que este le pueda ofrecer. Ya ha terminado con los aprendizajes de este mundo y su forma de existencia. Está en condiciones de dar el siguiente salto.

Hasta llegar a ese estado de maestría y sabiduría (o madurez de consciencia), los espíritus más inmaduros, además de recibir el regalo de la existencia, reciben el del libre albedrío, pero dentro de un marco de libertad restringido. Es como el bebé que puede coger, tocar, chupar, romper y hacer cuanto quiera, pero dentro del corralito, por pura seguridad para sí mismo y para otros seres y enseres. Y, en ese ejercicio, a esas consciencias limitadas se les permite incluso usar, abusar y hasta maltratar cuanto se encuentra a su alcance. Ahora bien, no podrán escapar a la responsabilidad de tener que devolver todo al orden que rompieron, tanto para bien como para mal. Para eso está la ley del *karma*[3].

3 El alcance de las rupturas de equilibrio que estas almas generan, en ocasiones, es de la magnitud de magnicidios y genocidios, lo que en este plano de consciencia resulta imposible de digerir. Pero esa almas ególatras eligen abusar de todas esas otras almas, que en ese momento necesitan experimentar con el dolor y el abuso. Volverán a encontrarse más adelante y tanto el abusador como los abusados serán reequilibrados entre ellos mismos.

UN TABLERO DE JUEGO REGIDO POR LAS LEYES DEL ESPIRITU

Entiendo que pueda parecerte que esta existencia es completamente injusta, que se dan situaciones incomprensibles desde la limitada perspectiva del humano que cree vivir solo una vida.

Nada está puesto al azar; todo obedece a un profundo sentido cargado de coherencia y su fin último es el crecimiento y la evolución. Solo que bajo el velo del olvido, dentro de la limitadísima visión circunscrita únicamente a esta vida, toda la lógica y el sentido del guión que hay detrás se pierden.

Un gran número de tradiciones y los maestros y sabios de muchas disciplinas refieren que hay una ley de causa y efecto llamada «*karma*» que garantiza que los desequilibrios deben ser reparados para volver al orden. Otra cuestión es cuándo, porque no necesariamente deben compensarse en esta misma vida. Más bien parecería que esas devoluciones se producen cuando ya hay un cierto grado de consciencia y un deseo por empezar a compensar y reajustar los desequilibrios ocasionados a lo largo de nuestro aprendizaje.

Es como si un padre dejase al alcance de ese bebé todo tipo de objetos, incluso algunos muy valiosos y delicados. El bebé, al crecer y explorar, podría romper algunos de ellos como resultado de su conducta aún inmadura. El padre, entonces, simplemente guardaría los objetos rotos o maltratados en un almacén a la espera de que ese bebé consciencial crezca lo suficiente como para comprender suficientemente el alcance de su conducta y el posible daño ocasionado. Llegado a ese punto crítico de consciencia y habiendo acumulado suficiente aprendizaje y destreza, él mismo tomará el compromiso de reparar los objetos rotos y volver a traer el orden que un día alteró.

Por eso la ley del *karma* no necesariamente guarda una correspondencia de inmediatez, porque la acción-reacción puede estar esperando a que sea el momento adecuado, ni antes ni después. De hecho, cuanto más inmadura es una consciencia, más tarda el *karma* en ser compensado. Por el contrario, cuanto más elevada es una consciencia, es más inmediata la acción-reacción del *karma*.

Además, aunque de algún modo ya lo hemos sugerido, hay que destacar que el *karma* debe comprenderse tanto en positivo como en negativo, porque se trata de la ruptura del orden y el equilibrio, dando igual el sentido en que este se haya roto. Esa ley lo que hará es exigirte el restablecimiento de ese orden tan pronto como estés en condiciones de hacerlo, lo recuerdes o sigas bajo el velo del olvido. Basta con que tu consciencia así lo decidiese antes de regresar para que esa lección también sea puesta en marcha en el momento adecuado de tu actual vida.

Es por este motivo por lo que el que ha causado un gran sufrimiento regresará para traer un gran alivio. Y aquel que causó un gran bien común, deberá volver para ser resarcido de su bien por aquellos que se beneficiaron de sus acciones pasadas. De ahí la importancia de aprender a pasar por este pequeño teatro siempre desde el respeto, la ecuanimidad, la intervención delicada y el propósito de alterar lo menos posible a otros y sus circunstancias, y muy especialmente, mientras uno se encuentre bajo la influencia del olvido.

Solo la acción libre de toda intención quedará libre de acumular *karma*. Se trata entonces de que seas impecable en todo y que te desentiendas del resultado último de tus acciones: debes soltar la flecha y dejar que el Universo decida si se clavará donde tú apuntaste o debe desviarse por alguna razón que permanece oculta para ti. El *karma* vendrá cuando, en lugar de conformarte con apuntar y disparar, te empeñes en llevar tú mismo la flecha hasta la diana como forma de imponer tu voluntad sobre la voluntad del Universo y sus planes (que desconoces).

El *karma* te demuestra que lo que le haces al otro
te lo haces a ti mismo.

Es un fenómeno que te ayudará a sentir lo que el otro ha experimentado como resultado de tu conducta. Implica literalmente colocarte en los zapatos del otro. Lo que sucede con el paso de numerosas vidas (tantas como sean necesarias) es que, al final, serás capaz de ponerte en su lugar. De algún modo aumentará tu capacidad para conectarte con el otro y aprender a relacionarte con él desde el respeto. Algo así como entrenar la empatía del alma.

Por eso, durante las etapas tempranas del despertar de la consciencia, gran parte del juego consiste en causar y recibir dolor, porque de ese modo la joven consciencia se irá sensibilizando hasta que finalmente sea capaz de conectar con el otro, ponerse en su lugar y así elegir la mejor conducta y forma de relacionarse.

Recuerda que nunca has sido mejor de lo que eres ahora, por lo que si asumes que estás en un camino de despertar y evolución (que no siempre recorres todo lo deprisa que imaginas), seguramente tus existencias pasadas no expresen una conducta demasiado virtuosa. Este mundo nos muestra una y otra vez que no es precisamente el lugar de encuentro de consciencias elevadas y ejemplares.

Tienes que empezar a ver todo esto desde una gran humildad, sometiéndote a fuerzas que ni siquiera sabías que operaban sobre ti. Igual que la fuerza de la gravedad te afecta desde el momento en que fuiste concebido, existen una serie de normas o leyes que se aplican a tu existencia y conducta con independencia de que sepas que están ahí.

Lo primero a destacar acerca de estos principios, normas o leyes, es que no han sido puestas por mentes humanas. Más bien se trata de principios vinculados a la consciencia y al modo en que esta explora y crece dentro del marco de lo creado. Dentro de ese marco, el hombre no es más que una posibilidad diminuta y muy limitada de explorar lo creado en comparación con este cosmos inconcebiblemente grande y diverso.

Entonces, las leyes que nos gobiernan emanan de la misma fuente espiritual, por lo que están por y sobre el hombre, abarcando de igual forma lo humano y lo no humano.

Si ese principio por encima de lo humano fuese la primera de las leyes, la segunda sería el mandato de crecimiento y progreso. Parecería que cada chispa divina (lo que somos cada uno de nosotros) fuese lanzada a la creación con total confianza de que va a evolucionar por sí misma hasta convertirse en una entidad del todo completa y perfecta.

Tal es la confianza puesta en esta semilla, que dispone de la eternidad para cumplir su propósito. Paradójicamente, el resultado está garantizado por su misma naturaleza divina y perfecta, luego es solo cuestión de esperar, si fuese necesario, toda la eternidad. En cualquier caso, el ritmo al que se dará ese avance es elegido por cada individuo.

La tercera ley se refiere al respeto absoluto al libre albedrío. Sin libertad completa de elección no hay evolución. La consciencia en desarrollo debe poder experimentar en total libertad, expresándose conforme a su nivel evolutivo y a cuanto salga de su esencia o naturaleza.

Habrás de elegir en cada momento el camino corto o el largo, el empinado o el llano, el liso y pulido o el empedrado y el ritmo al que irás. Cierto es que cuanto más bebé sea tu consciencia, menor será su capacidad para elegir circunstancias, contenidos y prioridades, por lo que necesitarás mayor asistencia y consejo. Pero, a medida que crezca, mayor será su criterio y autonomía para decidir qué lecciones priorizar y qué cantidad de *karma* devolver en cada ocasión y momento. Llegados a un cierto punto de madurez, a la consciencia le entrará prisa por crecer más y más deprisa.

Seguramente haya una cuarta ley (si consideramos el *karma* como una de esas leyes, ya serían cinco), o acaso no se trate tanto de una ley como de una energía o naturaleza esencial del Ser, capaz de cambiar drásticamente el curso de los acontecimientos. Me refiero al amor, a ese estado que hace que todo acabe siempre bien, hasta el suceso más espantoso y desviado. La primera consecuencia importante del amor es que has recibido el regalo de la existencia a partir de un acto amoroso, y no me refiero a la creación de tu cuerpo sino a la de tu esencia consciencial. El Universo, La Fuente Origen, la Causa Última, decidió que tú existieras en un acto de inmensa generosidad.

El amor es la energía equilibradora y armonizadora por excelencia; tu comportamiento nunca fue mejor que cuando sentiste un profundo amor. Por el contrario, si apenas hay atisbos de él, entonces estaremos ante el egoísmo, que es la forma más primitiva de amor porque solo se dirige hacia el yo. En el egoísmo se crece a expensas del otro mientras que en el amor la realización del ser se produce al ayudar al otro a realizarse.

El amor te independiza mientras que el egoísmo te hace dependiente de los demás, a quienes necesitas para alimentarte de su atención, energía, sentimientos, etc. El amor es dador, mientras que el egoísmo es solo receptor.

Solo amando se experimenta la verdadera felicidad y para ello no es necesario que ese amor sea correspondido. A medida que el amor se va internalizando, se convierte en un sentimiento que emana desde lo más profundo. Por ende llega un momento en que se siente sin necesidad de que exista un objeto exterior que lo alimente. Es parte de la naturaleza del ser. Ese sentimiento tiene su origen en la chispa divina interior, en el alma, en el espíritu, mientras que el egoísmo proviene de la mente, cuya consciencia aún permanece poco manifiesta.

Sin amor no hay verdadera sabiduría porque su desarrollo está vinculado a la capacidad que tiene el ser de sentir. El sentimiento siempre nos aproxima a la verdad, aunque a menudo dejamos que se desvirtúe por efecto del pensamiento, lleno de prejuicios y arquetipos. Ellos impiden, la mayoría de las veces, que podamos aceptar la verdad de lo que sentimos. Es siempre un juego entre elegir el camino del amor o el del egoísmo, al menos hasta no llegar a un cierto punto de evolución. Y, como ves, siempre desde el libre albedrío.

Todo lo dicho acerca de la energía del amor lo podríamos condensar en esta idea:

Cuando no sepas qué hacer, cuando tengas que elegir un camino y por encima de todo no quieras equivocarte, pregúntale al amor qué haría en tu lugar y acertarás.

A modo de resumen de lo dicho en este apartado:

Nos encontramos en un contexto que está más allá de lo humano, regido por unas normas o leyes que actúan sobre ti, tengas o no consciencia de que están ahí. Expresadas brevemente:

- Son normas o leyes no creadas por el hombre, por lo que se encuentran por encima de este
- Hay un mandato de crecimiento y evolución que cada entidad-consciencia ha de gestionar libremente
- Todo se rige desde un principio de respeto al libre albedrío de la entidad-consciencia, que es soberana en sus decisiones
- Existe un principio de acción/reacción, que llamamos «*karma*» que garantiza que, en el ejercicio del libre albedrío, las consciencias inmaduras que alteran el orden de lo creado deben restituirlo cuando sus circunstancias evolutivas lo permitan
- Hay una energía que restablece el orden y la armonía en todo que la consciencia lleva integrada en su misma esencia, que debe aprender a manifestar sin límites: es el amor

NO ERES OTRA COSA QUE CONSCIENCIA

A menudo facilito talleres de meditación y *mindfulness* en los cuales procuro que los asistentes incorporen las destrezas esenciales para poder traer silencio a sus mentes. Una vez que ellos comienzan a diferenciar el pensamiento de la mente, podemos empezar a trabajar a otros niveles. Ahora es el momento de aprender a no identificarse con el pensamiento; la mente te pertenece, es una parte de ti, pero no así el pensamiento, que es el contenido con el que llenamos la mente.

Muchos de ellos experimentan por primera vez el placer que significa mantener la mente libre de pensamiento. No es que antes nunca lo hubieran experimentado, es solo que antes nunca lo habían identificado. Es el momento de amplificar esos estados.

A partir de la mente silente se puede continuar en el viaje de introspección y «abismamiento». ¿Qué hay por debajo de la mente?... Indudablemente hay un yo observador, pero que al principio permanece disociado de lo que observa. La noticia, la gran experiencia, se produce cuando ese yo observador y lo observado se funden en una misma cosa. Para llegar hasta ahí, primero hemos tenido que desidentificarnos del cuerpo y luego hemos tenido que dejar a un lado el pensamiento.

Abandonar el pensamiento y silenciarlo, o al menos no identificarnos con él, acaba por calmar las emociones porque estas son como el oleaje que levanta el viento del pensamiento: sin el pensamiento no hay oleaje emocional que pueda agitarse. En ese estado de calma y quietud accedemos a una mente brillante, atenta, luminosa y despierta, que permanece absolutamente presente, aunque no haya pensamiento. Estos son los estados que se perciben a medida que nos abismamos.

Pero, ¿qué es entonces lo que permanece siempre presente, suceda lo que suceda? Es la experiencia de existir conscientemente, es el sentido de la propia existencia. En consecuencia, vacíos de todo, lo único que hay dentro de nosotros es pura consciencia, la percepción del existir.

Esta experiencia desnuda puede ser experimentada de una forma espontánea. Quizás alguna mañana al despertar te haya ocurrido que no sabías quién eras ni dónde te encontrabas y que en ese momento no podías recordar ningún dato biográfico. En cuanto te mueves o abres los ojos, el *software* mental descarga toda tu biografía de forma instantánea, lo que te saca de ese estado de consciencia pura en el que te encontrabas. Es a esa autoconsciencia de la propia existencia inmaculada a lo que hago referencia[4].

De hecho, todas las experiencias y testimonios de las personas que han experimentado una ECM nos describen este tipo de estados de plena consciencia como estados con

4 Ese estado de consciencia pura era denominado por los grandes yoguis y los vedas «Sat Chit».

identidad definida, con criterio y voluntad enfocada. En todos estos casos, fuera de su cuerpo la persona está experimentando con plena capacidad de comprensión, interacción y decisión, con una mente perfectamente operativa.

Estoy convencido de que para poder avanzar científicamente en comprender la trascendencia y lo que hay tras el umbral de la muerte, es necesario abordar y comprender la naturaleza de eso a lo que llamamos «consciencia» así como su herramienta de análisis, la «mente». Solo siguiendo esa línea de investigación y estudio será posible el avance.

Actualmente, en esta línea de trabajo se encuentra investigando el cardiólogo Pim van Lommel, quien defiende abiertamente que la consciencia no está asociada al cerebro y, por tanto, persiste y existe con independencia de lo que le suceda al cuerpo. Tras más de treinta años de investigación, expone sus teorías en libros como *Consciencia más allá de la vida* [30], donde lanza algunas hipótesis sobre la naturaleza de la consciencia. En la misma dirección, tras su experiencia en primera persona, camina el neurocirujano Eben Alexander [29].

COACHING ESPIRITUAL: HACIA UNA VISION INTEGRADA Y TRASCENDENTE DE LA VIDA

Estar vivo no significa que estés viviendo la vida. Elizabeth Kübler-Ross decía que había escuchado a muchos moribundos afirmar que «me he ganado la vida pero no la he vivido». Aquí comienza gran parte de la infelicidad y la insatisfacción humana.

Hemos creado una sociedad tan extremadamente orientada hacia la productividad y el factor económico, que mantiene a la persona esclavizada dentro de un sistema en el que la exigencia no permite la reflexión, no deja tiempo para sentir y tampoco para vivir.

La mayoría de las personas viven ajenas a la trascendencia. Y la minoría que se lo plantea, lo hace desde una profunda disociación entre el mundo de lo denso y material y el mundo de lo sutil o inmaterial, sin integrar ambos. Así es fácil que, cuando aparecen los problemas y los retos importantes en la vida, la persona se desoriente y pierda el rumbo. Porque no hay una reflexión profunda sobre los motivos que le mantienen vivo y justifican su existencia.

Ante los problemas se vuelve crucial recuperar el sentido de la vida. De esa forma, entendiendo lo que ocurre realmente, es más fácil perder el deseo de huir de las propias circunstancias. Solo de ese modo la persona puede afrontar los retos que le plantea la vida, dejándose fluir de una forma relajada, sin ofrecer resistencia. Eso sí, manteniéndose atenta y desde luego siempre receptiva para aprender, de modo que tras el proceso salga más fuerte y sabia. Desde esta actitud, en la que el aprendizaje y la experiencia son observados en uno mismo, es posible disfrutar de los sucesos por duros y retadores que sean. Ya no hay prisa, no hay tensión, tan solo algo que aprender, información valiosa que incorporar para crecer en consciencia y perfección. De esta forma, cuanto sucede alrededor ya no es el foco de mayor preocupación; si acaso conmueve, pero lo que ahora importa más es el proceso interno.

Hace muchos años que abandoné la práctica clínica como psicoterapeuta. Lo hice porque la mayoría de las veces la persona que venía a consulta realmente era la víctima de otro que le había creado un verdadero caos vital. De otro lado, las herramientas que entonces conocía las encontraba incompletas, aunque entonces no era capaz de identificar por qué. Con el tiempo he sabido que les faltaba el sentido de trascendencia y comprensión holística.

Curiosamente, más adelante, a través del zen, el yoga y la formación transpersonal, encontré esas herramientas que yo echaba en falta.

Hoy vienen personas a buscarme para pedirme apoyo y consejo. Puedo reconocerlas en proceso de peregrinación por la vida, llenas de incógnitas; desean crecer y no saben cómo, desean superarse y cambiar positivamente. No encuentran la vía pero claramente están comenzando a despertar.

Gran parte de esa tarea pasa por recuperar el sentido trascendente de la vida, por incorporar la certeza de que aquí no acaba todo, de que eres un ser de naturaleza espiritual transitando por un mundo material y denso donde recoger experiencias con el único fin de perfeccionarte.

Cuando a esas personas que buscan consulta y orientación les entregas las herramientas necesarias para entrar en una profunda introspección, los acompañas en experiencias en las que aprenden a descorrer el velo del olvido y les aportas suficientes testimonios de otros que han pasado antes por lo mismo, reciben ese pequeño gran impulso que necesitaban para subir de nivel.

ALGUNAS PAUTAS PARA EL DESPERTAR DE LA CONSCIENCIA

A estas alturas del texto ya deberíamos tener muy claro que estamos de paso y que desconocemos el tiempo del que disponemos. Por lo tanto, ponernos al día y prepararnos como si fuésemos a partir en breve es la primera de las tareas.

Para partir adecuadamente es necesario adquirir un cierto grado de satisfacción con la vida que hemos llevado. Esto está directamente asociado con fomentar en nosotros un *sentimiento de paz.*

Para ello lo más acertado es enfocarse en el *hacer*, es decir, en realizar acciones que te lleven a un estado de bienestar del *ser*. Las posesiones y lo material, es decir, el *tener*, no nos llevará a ese estado de equilibrio interior que queremos conseguir.

Sabiendo esto, habría que explorar cuestiones como:

- ¿Qué –actividad– me llena de ilusión? ¿Cuáles son las acciones esenciales que dan sentido a mi vida?
- ¿Qué –actividad– me llena de energía? ¿Cuáles son las tareas que yo tengo por realizar, aquello que deseo hacer pese a cualquier obstáculo y que quisiera completar antes de partir?

- ¿Qué –actividad– me hace feliz? ¿Qué me lleva hacia la vida, la plenitud, la alegría, las ganas de saltar de la cama cada mañana?

Para responder a estas preguntas puede ayudarte explorar tu pasado, incluso trasladarte a tu infancia y recordar qué cosas hacías que te llenaban de gozo y te hacían sentir pleno. También podrías revisar, a lo largo de tu vida, qué personas (conocidas o no) te transmiten ese estado de satisfacción interior: ¿cómo hacían ellos para encontrarse así?, ¿de qué manera pueden inspirarte?

Lo siguiente que puedes hacer es observar si formulas las preguntas en la dirección adecuada.

En algún momento, cada uno de nosotros nos hemos preguntado: ¿qué espero yo de la vida? Esto hace que pasemos nuestra corta existencia a la espera de que se cumplan nuestros sueños y expectativas, de que nos vayan bien los negocios, de rodearnos de personas extraordinarias y, en fin, de que la vida no deje de sonreírnos.

Si le damos la vuelta a la pregunta y la reformulamos de la siguiente manera: ¿qué espera la vida de mí?, entonces las cosas cobran otro sentido. Este giro a la pregunta nos ayuda a darnos cuenta de qué aspectos deberíamos cambiar en nosotros para que las circunstancias cambien, depositando la responsabilidad en nosotros mismos; acaso la vida espera de mí que aprenda a confiar en ella, que establezca relaciones más comprometidas, auténticas y profundas... También sería deseable extender este esquema al resto de áreas de nuestra existencia: ¿qué espera de mí este proyecto?, ¿qué esperan de mí los clientes?, ¿qué esperan de mí mis colaboradores?, ¿qué espera mi pareja de mí, mis hijos...?

En este camino de regreso a la paz interior también es necesario preguntarse: ¿qué me impide ser feliz? De nuevo sucede que solo podrás identificar la causa o causas buscando dentro de ti. Es tu interpretación del entorno –y de ahí tus decisiones– las que crean circunstancias y estados que te impiden ser feliz.

A partir de aquí estarás en una posición más objetiva para identificar y reconocer tus propios errores. Todo eso que te ha causado sufrimiento o incluso que ha causado sufrimiento a otros. Piénsalo de esta forma: ¿qué es lo que debo perdonar en mí?, ¿por qué debería pedir perdón y a quién?

Ya has identificado el origen de tu sufrimiento; es el momento de reconocer los errores cometidos y pasar página. Pide perdón sincera e incondicionalmente, solo eso. Despréndete del dolor, déjalo ir y no te aferres más al sufrimiento.

Con esta visión renovada, es tiempo de actuar. Podrías plantearte pequeñas acciones:

- ¿Qué conversación, con quién y sobre qué asunto debería tener?
- ¿A quién hace mucho que no veo y desearía volver a ver para ponerme al día?
- ¿Qué lugares me inspiran y alimentan el alma, nuevos o conocidos, a los que me gustaría regresar?
- ¿Qué actividades son importantes para mí y he abandonado?

Tal exploración interior te ayudará a retornar a ese estado de coherencia interna en el que prevalece el orden y el sentido de tu vida.

Si no encuentras respuestas, reacciona porque no estás viviendo la vida que se te ha regalado.

NO TE CONFORMES CON DESPERTAR; VE MAS ALLA

Cada una de las pequeñas acciones que hayas realizado a partir de las preguntas que nos hicimos arriba habrán mejorado tu nivel de consciencia vital o el sentido de tu existencia. La cuestión ahora es dar un pequeño paso adelante, es hora de elevar tu consciencia.

Cada noche al ir a dormir haz un repaso del día, pero hazlo en sentido inverso, como si rebobinaras los recuerdos. Empieza por lo más reciente y ve retrocediendo hasta el principio del día, cuando te levantaste por la mañana.

Realiza alguna práctica de meditación, aunque no sepas ninguna técnica. Al menos recógete en silencio, no hagas más que sentir que existes; eso es meditar, tan sencillo y tan complicado para nuestras mentes enfermas y llenas de ruido.

Practica el sueño consciente. Te propongo tres fases:

- La más sencilla es que cada noche te propongas recordar lo que suceda en tus sueños e intentar rememorarlo al despertar
- El siguiente paso (ya más evolucionado) es que consigas tener claridad de conciencia durante el sueño, es decir, que seas capaz de percibir que estas soñando
- La más avanzada sería conseguir interactuar conscientemente durante el sueño

Se trata de crecer un poco cada día, de fomentar el despertar de tu consciencia.

EL PHOWA EN ACCION

Al menos una vez al año, lleva el *phowa* a la acción de la siguiente forma:

1. Establece un compromiso contigo mismo: realiza algunos pequeños cambios que aporten más valor y sentido a tu existencia. Utiliza el sistema de preguntas y acciones descrito arriba para fomentar tu bienestar vital. Busca alguien de tu confianza con quien compartir ese compromiso de cambio, para tener un testigo, alguien a quien contar tus dificultades y logros.

   Analiza bien la motivación que alimenta tu movimiento hacia el cambio. Siempre deberá ser una motivación positiva y no egoísta. Analiza cuidadosamente la intención que pones en el fondo de esa acción, de modo que siempre haya respeto al libre albedrío de todas las partes, humildad y, a ser posible, un sentimiento amoroso.

2. Fija objetivos, enfócate: revisa las propuestas anteriores y selecciona las acciones que te gustaría llevar a cabo. Puedes priorizarlas de un modo muy sencillo; basta con que imagines que tu vida va a terminar próximamente, acaso en una semana, en el próximo mes. ¿Qué aparece ahora en tu lista? Combina urgencia e importancia.

3. Plan de acción: define tus pasos en función de lo fácil que son de realizar esas acciones, la disponibilidad de otras personas, tu propia disposición quizá para via-

jar, etc. Decide qué tareas vas a realizar a corto y medio plazo, qué necesitas para llevarlas a cabo, acaso localizar a alguien, etc. Ponte manos a la obra; no hay disculpas, es hora de avanzar. ¡Actúa!

4. Marco temporal: ponte un plazo de tiempo para realizar las tareas que te has propuesto. Persiste aunque surjan pequeños inconvenientes u obstáculos imprevistos. No te importe, así es la vida, te está probando en algo que es importante para ti. Eso es que detrás de esas acciones tienes algo valioso que aprender.

5. Evalúa: tras llevar a cabo esas acciones revisa cómo te encuentras, en qué han cambiado tus circunstancias. Sobre todo si ha mejorado tu percepción del sentido de tu vida, si has logrado alimentarlo, si ahora estás mejor contigo mismo. Evalúa si caminas hacia una mayor plenitud o, por el contrario, hacia un mayor vacío existencial.

   Ponlo en común con esa persona que al principio elegiste como testigo del compromiso que estableciste.

EL PHOWA COMO PROCESO DE ELEVACION DE LA CONSCIENCIA

Con toda la información compartida hasta el momento, ya habrás podido comprender que el *phowa* es, por encima de todo, un proceso.

A través del trabajo con esta herramienta, la persona entiende que el sufrimiento es una forma de sensibilizarse y comprender mejor al otro. Pero, más allá de la finalidad del sufrimiento está el deseo de librarse del dolor. Como has visto, esa liberación pasa por un profundo trabajo con el perdón.

Cuando los conflictos no son debidamente resueltos en el plano de la conciencia y adecuadamente ventilados con las personas implicadas, la mayoría de las veces entran en un proceso de somatización, que de no trabajarse, puede dar lugar a enfermedades. La forma de salir del conflicto pasa por trabajarse personalmente en eso que manejamos mal y, de otro lado, confrontar la supuesta fuente del problema.

Aristóteles, en sus cartas a su hijo Nicómaco, le decía que lo verdaderamente sabio es enfadarse con la persona correcta y en la justa medida. Quizá en esa idea se resume el fondo de cómo deberíamos manejar el conflicto.

La cuestión, siguiendo en nuestro proceso, es que para liberarnos del dolor hemos de superar el conflicto interno y externo. Para ello, la forma de purificar o superar el dolor es el camino del perdón, tanto hacia uno mismo como hacia los demás.

A fuerza de trabajar esa vía se accede a un estado de paz y calma. Libres ya de sufrimiento, en ese equilibrio y balance estaremos abiertos a adquirir más y más conocimiento, sin prejuicios. Esa incorporación de una verdad más amplia en nosotros hará que nuestra consciencia se expanda y eleve al siguiente nivel.

Ahora podemos dar un paso más (siempre que no caigamos en nuevos conflictos y sigamos alimentando el dolor), a fuerza de integrar conscientemente toda la información experiencial vivida con nuestra naturaleza más elevada. Manteniendo el propósito en eso y con ayuda de las adecuadas técnicas de meditación y visualización, es solo cuestión de tiempo llegar a experimentar estados de comunión y consciencia expandida. Eso sí, no se te regalará, deberás trabajar intensamente en dicho propósito. Ahora bien, la recompensa de experimentar algo así es tan grande que no puede compararse con nada.

Confío en que este camino que te propongo pueda ayudarte a explorar la trascendencia. Se te ha entregado información muy valiosa; el aplicarla dependerá de tu voluntad, esfuerzo y ganas. Es hora de que experimentes por ti mismo.

EPILOGO

«En el Ser no hay error posible.
Has venido a existir, ¿ya no te acordabas?...
Entonces dale la vuelta a todo y no dejes
en último lugar lo que debería ser lo primero».
Óscar Mateo [31]

Cuando, en junio del año 93, mi queridísimo amigo Juan Antonio Rufs me inició en zen, jamás habría podido imaginar que llegaría tan lejos o que algún día escribiría un texto para compartir mi visión sobre la trascendencia.

Largo es el camino recorrido desde entonces y, sin embargo, la sensación que tengo es abrumadora en cuanto a que no he hecho más que empezar. Esto es un peregrinaje y, por tanto, de lo que se trata es de disfrutar el recorrido, saborear la dichosa sensación de que ya he comenzado a despertar, por muy bebé que sea mi consciencia, por muy humilde y diminuto que yo pueda ser en esta maravillosa experiencia del Ser.

Ya no camino de la misma manera; es verdad que todo me sigue afectando casi igual que lo hacía antes, pero ahora siempre hay una parte de mí que me alienta y dice: «acepta, estás aprendiendo, no pasa nada». A partir de ahí ya no se avanza igual, la mochila ya no pesa lo mismo, ya no veo con los mismos ojos a los que se cruzan en mi camino. Bien es cierto que solo me interesan aquellos que siento que son peregrinos como yo; con ellos me siento hermanado. Respecto al resto, pues a veces practico la tolerancia, aunque reconozco mi pequeñez porque en ocasiones les daría con el callado en el trasero. Seguro que alguien en otras vidas sintió lo mismo por mí, cuando aún deambulaba por la existencia completamente dormido y estorbando al avance de otros.

Espero que comprendas que este libro no ha sido escrito para convencer a nadie de nada. Recuerda que al principio decíamos que es necesario que las personas experimenten por sí mismas las cosas. De esa manera, cada cual, a través de sus propias experiencias, va ampliando el marco de lo que considere que es la realidad. No hay otra opción.

Es cierto que a lo largo de los años he acumulado un gran número de testimonios impresionantes de personas que han practicado el *phowa* y han recibido alguna forma de respuesta: desde canciones que se ponen en marcha de forma inexplicable en momentos muy significativos como la efemérides de un cumpleaños, a juguetes infantiles que se activaban incluso después de haberles quitado las baterías, fotos o escritos que aparezcan en lugares en los que no les correspondía estar; objetos que desaparecían y reaparecían en lugares inverosímiles y que actuaban como semáforos señalando algo que tenía un enorme sentido para quien se los encontrara... Y un larguísimo etcétera. Quizás en el futuro merezca la pena compartir algo así con aquellos que estén interesados. Pero ahora había que presentar el *phowa* desnudo, en todo su esplendor; eso sí, plasmándolo con el mayor rigor del que he sido capaz. Solo espero haber estado a la altura de esta sorprendente técnica a la que personalmente le debo mucho.

Confío en que alguno de los lectores en cuyas manos caiga este manuscrito ponga a prueba lo que aquí se ha compartido. Quizá para alguien que ya partió, acaso para él mismo, solo eso, que lo ponga a prueba. El *phowa* hará su trabajo.

Ojalá en el futuro se puedan organizar comunidades de practicantes de esta técnica para acompañar a aquellos que lo requieran, ya sea por encontrarse en situación de duelo o por el deseo de crecer personalmente. La práctica en grupo genera una motivación extra, además de facilitar el encuentro con otros semejantes que comparten las mismas inquietudes.

Aquí termina mi testimonio peregrino. Te deseo que en tu viaje despiertes y hagas que tu consciencia crezca, como si en esta existencia hubieras vivido cien vidas.

Óscar Mateo
Madrid, diciembre 2016

AGRADECIMIENTOS

Muy poca gente sabe que mi relación con mi querida editora Marta comenzó vinculada directamente con el *phowa*. Por esa razón, desde el momento en que he puesto esta obra en sus manos, cerramos un gran círculo en nuestra relación. Ni que decir tiene que considero a Marta muy valiente por ayudarme a difundir estas ideas tan alternativas sobre la trascendencia, la falacia de la muerte como sinónimo de fin, y la oportunidad de desarrollar conceptos tan sugerentes y prometedores como la elevación de la consciencia. Gracias Marta.

Agradezco profundamente a la figura excepcional de Padmasambhava el haber entregado a la Humanidad un conocimiento tan singular y esperanzador como este. Espero haber comunicado su mensaje con la menor distorsión posible.

Lógicamente, envío mi gratitud inmensa a la que fue mi madre: Palmira. De algún modo que todavía me resulta imposible comprender, ella estuvo detrás de aquella llamada a mi móvil. Ese suceso fue la señal inequívoca de la objetividad de la experiencia y sirvió de excusa para que hoy comparta todo cuanto he aprendido sobre el *phowa*: la sublimación de la consciencia, la trascendencia, el maravilloso viaje evolutivo del Ser y el increíble proceso de despertar y aprendizaje en el que todos estamos inmersos. A ella dedico este libro.

Cuando empecé a escribir este texto, lo hacía dentro de un contexto personal muy distinto al que me encuentro en la actualidad. Lo cierto es que he tomado decisiones personales que implican profundos cambios que espero y deseo con todas mis fuerzas que con el transcurso del tiempo traigan más felicidad a todas las personas directamente implicadas en ellos. Es gracias a mi pasado que he llegado hasta aquí, nada hay en él de lo que deba arrepentirme. Gracias Esther.

También quiero dar las gracias especialmente a personas que siempre están a mi lado apoyándome de muchísimas formas, como son mi querido José Palacios, Lola López, Encarnación Mira o amigos como Daniel Dévai, que en ningún momento han dudado de la importancia de mi labor de difusión y despertar, en la que pongo toda la energía y pasión que me es posible. Gracias también a Enric Lladó que en muchas ocasiones me insistió en que todos estos contenidos debían ser compartidos y priorizados sobre otros.

Maite, qué decirte. Me has acompañado en todo este complicado proceso personal con el mayor de los respetos y cariño. Hoy día eres un eje vital para mí, traes sentido a mi existencia acompañándome en esta exploración, creciendo y creando juntos. Sé que vamos a compartir destino y grandes proyectos. Siempre a tu lado.

Reservo mis últimas líneas para mi hijo Aldo, por quien siento verdadero amor incondicional, y una de esas razones que llenan de sentido mi vida. Aldo, aún nos quedan muchos momentos de compartir verdadera felicidad.

BIBLIOGRAFIA

Todas las citas, así como la bibliografía referida a lo largo de la obra, han sido cuidadosamente seleccionadas. El asunto que hemos tratado es tan interesante como amplio, por lo que podrían haber sido mencionados muchos otros autores y sus obras.

Con lo expuesto aquí, el lector interesado obtendrá una visión verdaderamente profunda y abierta del tema que nos ocupa ampliando su perspectiva, ya no de la muerte como sinónimo de final, sino como un tránsito hacia una existencia más allá de la presente vida y la realidad de un fenómeno para el que la ciencia aún no tiene respuesta.

[1] BATESON, Gregory: *Pasos hacia una ecología de la mente: colección de ensayos en antropología, psiquiatría, evolución y epistemología*; Ediciones Lohlé-Lumen; Buenos Aires, 1998.

[2] WATZLAWICK, P., HELMICK BEAVIN, J., JACKSON, D.: *Teoría de la comunicación humana*; Editorial Herder; Barcelona, 1983.

[3] SOGYAL RIMPOCHÉ: *El libro tibetano de la vida y de la muerte*; Editorial Urano; Barcelona, 1994

[4] FRANKL, Viktor Emil: *El hombre en busca de sentido*; Edit. Herder; Barcelona, 1991

[5] WALLIS BUDGE, Ernest A.: *El libro egipcio de los muertos: el papiro de Ani*; Editorial Sirio; Málaga, 2007

[6] PARAMAHANSA YOGANANDA: *Autobiografía de un yogui*; Editorial Kier; Buenos Aires, Argentina, 1991

[7] KORITNIKOV, Konstantin et al: *Science confirms reconnective healing: science experiments; Edit. Dr. Konstantine Koritnikov*; GDV Books; 2011

[8] GROF, Christina y Stanislav: *La tormentosa búsqueda del ser: una guía para el crecimiento personal a través de la emergencia espiritual*; Los libros de la liebre de marzo; Colección Cogniciones; Barcelona, 1995

[9] STEVENSON, Ian: *Veinte casos que hacen pensar en la reencarnación*; Editorial Mirach; Barcelona, 1992.

[10] TUCKER, Jim B.: *Vida antes de la vida: los niños que recuerdan vidas pasadas*; Editorial Arkano; Madrid, 2012

[11] GOVINDAN, Marshall: *Babaji y la tradición de kriya Yoga de los dieciocho Siddhas;* Babaji's Kriya Yoga and Publications; St. Étienne de Bolton, Quebec, Canadá; 2004.

[12] HERMANA SOBHANÁ, Ramalinga: *El inicio y la consecución de la gran obra magna*; Editorial Luz de Gracia; Madrid, España, 2012. www.ramalinga.com

[13] SARTORI, Penny: *ECM Experiencias Cercanas a la Muerte*; Editorial Kairós, Barcelona, 2015

[14] KARDEC, Allan: *El libro de los espíritus* (original de abril de 1857)*;* ver Federación Espiritista Española en http://www.espritismo.es/

[15] KARDEC, Allan: *El cielo y el infierno* (original de agosto de 1865); ver Federación Espiritista Española en http://www.espritismo.es/

[16] XAVIER, Francisco Cándido: *Nuestro hogar: La vida en el mundo espiritual*; Instituto de Difusão Espírita; Sao Paulo, 2004; http://www.ide.org.br/

[17] Christopher W. KERR, James P. DONNELLY, *Scott T. WRIGHT (et al): End-of-Life dreams and visions: A longitudinal study of hospice patients experiences*; Journal of Palliative Medicine; Vol 17, Nº 3, 11 de Marzo de 2014

[18] NEWTON, Michael: *La vida entre vidas*; Ediciones Robin Books; Barcelona, 2005.

[19] NEWTON, Michael: *Destino de las almas: Un eterno crecimiento espiritual*; Colección Arkano Books; Editorial Alfaomega; México, 2008.

[20] MOODY, Raymond: *Vida después de la vida*; Editorial Edaf; Madrid, 1997.

[21] BLAVATSKY, Helena Petrovna: *Isis sin velo: Clave de los misterios de la ciencia y teología antigua y moderna*; Tomos I, II y III; Editorial Sirio; Málaga, 2004.

[22] BLAVATSKY, Helena Petrovna: *La doctrina secreta*; Tomos 1º (Cosmogénesis), 2º (Simbolismo Arcaico Universal), 3º (Antropogénesis), 4º (Simbolismo Arcaico del Mundo y de la Ciencia), 5º (Ciencia, Religión y Filosofía) y 6º (Objeto de los Misterios y Práctica de filosofía Oculta); Editorial Kier; Buenos Aires, 2005.

[23] EVANS-WENTZ, Walter Y.: *The Tibetan Book of the Dead*; Oxford University Press, 1st. edition; London, 1927

[24] LEARY, Timothy Francis; METZNER, Ralph; ALPERT, Richard: *The psychedelic experience: A manual based on the Tibetan book of the dead*; Secaucus, New Jersey; Citadel Press, 1976.

[25] LEARY, Timothy Francis: *Flashbacks: historia personal y cultural de una época: una autobiografía*; Ediciones Alpha Decay; Madrid, 2004.

[26] DARGYAY, Eva K.: *El libro tibetano de los muertos: Bardo-Thödol*; Edit. Edaf; Colección Arca de Sabiduría; Madrid, 2009.

[27] DOWMAN, Keith: *Sky Dancer: The secret life and songs of the lady Yeshe Tsogyel*; Snow Lion Publications; Ithaca, New York, 1996.

[28] TULKU, Thartang, et al: *Yeshe Tsogyel, the life and liberation of Padmasambhava*; Dharma Publishing; Berkeley, 1978

[29] ALEXANDER, Eben: *La prueba del cielo: el viaje de un neurocirujano a la vida después de la vida*; Editorial Zenith/Planeta; Barcelona, 2013

[30] VAN LOMMEL, Pim: *Consciencia más allá de la vida: La ciencia de la Experiencia Cercana a la Muerte*; Editorial Atalanta; Colección Imaginatio Vera Vol. 64; Girona, 2012.

[31] MATEO QUINTANA, Óscar: *La conexión perdida: Trazando la espiral de la vida;* Editorial Kolima; Madrid, 2012.

GLOSARIO DE AUTORES

ALEXANDER, Eben (1953): Neurocirujano estadounidense. Tras contraer una gravísima meningitis bacteriana y entrar en coma durante una semana, sorprendentemente se recuperó sin daños permanentes, afirmando que durante ese período de tiempo había vivido una intensa ECM. Hoy día defiende que la consciencia no es un resultado de la actividad cerebral, sino un fenómeno con entidad propia. De ser cierta esta hipótesis, nos obligaría a reescribir nuestras ideas acerca de qué es el cerebro, cuáles sus funciones, cuál es la naturaleza de la mente y, en último lugar, replantearnos la existencia humana como un fenómeno que no se limitaría solo a la vida presente. Es el autor del *best seller La prueba del cielo*, libro en el que plasmó su particular experiencia.

AUROBINDO, Sri (1872-1950): Maestro espiritual y poeta hindú. Formado inicialmente en Inglaterra, al regresar a la India se hizo políticamente muy activo en pro de la independencia de su país. Esto lo llevaría a pasar por la cárcel. A su salida pondría en marcha varios semanarios entre los cuales destaca *Arya*. En sus escritos sobre todo habla del destino divino de la Humanidad y del camino a recorrer para alcanzar ese estado de realización del hombre y de la sociedad. Lo divino no está fuera del hombre sino que es parte de su esencia más íntima. Junto con Mirra Afassa («La Madre»), fundó un *ashram* en Pondicherry, cuya influencia prevalece hasta nuestros días. Uno de mis maestros, Hira Ratan Manek, recibió instrucción directa de estos dos gigantes espirituales.

BABAJI NAGARAJ (Mahavatar): Yogui del que se dice que nació en torno al año 200 d.C., que rescató el conocimiento de la potente técnica del *kriya yoga* del olvido en el que estaba sumida. Es el primero en el linaje de maestros en *kriya yoga* de esta era y quien iniciaría a los maestros de Paramahansa Yogananda. Aparecen menciones sobre este maestro, no solo en la *Autobiografía de un yogui*, de Paramahansa, sino en obras más recientes como la de Marshall Govindan, *Babaji y la tradición de los 18 Siddha Kriya Yoga*. De este mítico gurú se dice que es un «*siddha* realizado», es decir, un yogui perfecto y que por tanto ha vencido a la muerte. Son muchas las personas y sucesos relacionados con este maestro, incluso en nuestros días.

BATESON, Gregory (1904-1980): Antropólogo, lingüista e investigador social de origen británico. Fue esposo de la famosa antropóloga Margaret Mead. Su investigación se centró en el peso de la comunicación desde un punto de vista psiquiátrico como clave para desarrollar relaciones saludables o enfermas. También investigó la comunicación interespecies y la importancia de esta en procesos de aprendizaje. Fue uno de los líderes intelectuales del Instituto Esalen de California. Junto a Paul Watzlawick, desarrolló el concepto de «doble vínculo» (ver este concepto en el Glosario de términos).

BESANT, Annie (1847-1933): Polémica escritora británica, colaboradora y supuesta sucesora de Helena Blavatsky y por tanto miembro activo de la Sociedad Teosófica. Experta en ocultismo y esoterismo, participó en la formación del maestro Krishnamurti. Fue la fundadora de la Orden Rosacruz y una importante activista por el movimiento independentista de la India. Es autora de numerosos libros de contenidos ocultistas y esotéricos.

BLAVATSKY, Helena Petrovna (1831-1891): Conocida ocultista rusa y fundadora de la Sociedad Teosófica. Aficionada al esoterismo desde muy joven, tras un temprano e infeliz matrimonio decidió huir y comenzó a viajar por numerosos países. Recibió instrucción de varios grandes maestros. De ella se dice que poseía poderes psíquicos y mediúmnicos. En 1874 fundaría la Sociedad Teosófica y poco después publicaría su conocida obra *Isis sin velo* (si bien su libro más importante sería *La Doctrina Secreta*), un verdadero tratado de ciencias ocultas. En 1879 publicaron el primer número de la revista teosófica que se sigue editando en la actualidad. Recibió ataques y críticas por sus trabajos, aunque finalmente serían en gran parte desmentidos por haberse falsificado documentación para tratar de desacreditarla. Son muy interesantes las *Cartas de los Mahatmas* (grandes maestros) a uno de los seguidores del movimiento teosófico, el Sr. Sinnett, que era el editor oficial del *Diario de la India*, manuscritos que aún pueden ser consultados en el Museo Británico solicitando un permiso especial.

CONFUCIO (551-479 a.C.): Pensador chino muy influyente y fundador del confucionismo. Nacido en una familia noble, aunque arruinada, se convirtió en un importante funcionario autor de uno de los primeros códigos jurídicos de China. A los cincuenta años renunció a su cargo y se dedicó a vagar instruyendo a los discípulos que querían escucharlo y acompañarlo. Sus preceptos fueron muy influyentes en el gobierno posterior de China y en su modelo de impartir justicia.

DE OCKHAM, Guillermo (1280/1288-1349): Fraile franciscano de origen británico. Fue filósofo y teólogo, siendo muy conocido por el principio llamado «*La navaja de Ockham*» o, principio de parsimonia, por el que se plantea que si un fenómeno puede explicarse sin suponer una entidad hipotética alguna, no hay motivo para suponerla (hay que buscar siempre la explicación más sencilla para encontrar la causa de un fenómeno). Defensor de la lógica, es considerado el padre de la moderna epistemología (rama de la filosofía que estudia las vías de acceso al conocimiento) y uno de los orígenes de la filosofía moderna por su pulcra argumentación. Fue varias veces acusado de herejía por sus ideas filosóficas y teológicas y por cuestionarse su estilo de vida bajo estrictos votos de pobreza.

DE SAINT-EXUPÉRY, Antoine (1900-1944): De origen aristócrata, nacido en Lyon, se hizo piloto durante el servicio militar, dedicándose posteriormente al correo aéreo. Escribió varias obras, algunas de gran éxito. Sobrevolando el Sáhara sufrió un accidente aéreo del que logró salir con vida. Inspirado en la experiencia que allí tuvo escribió *El Principito*, obra de gran sensibilidad por la que será mundialmente recordado.

EVANS-WENTZ, Walter Yeeling (1878-1965): Antropólogo americano e incansable buscador de la espiritualidad y de sus grandes maestros. Fue el primer occidental que, con la ayuda del lama Samdup, tradujo los contenidos del *Bardo Thodol* al inglés. Amigo personal de grandes yoguis, consolidó una relación muy estrecha con Paramahansa Yogananda, al extremo de pasar sus últimos años de vida en la sede del SRF (*Self Realization Fellowship*) en Encinitas, California.

FRANKL, Viktor E. (1905-1997): Psiquiatra y neurólogo austríaco. Superviviente de varios campos de concentración nazis. Autor referente dentro del movimiento de la llamada Psicología y Psiquiatría Humanista. Marcado por su dura experiencia personal escribió el libro que ya es un clásico *El hombre en busca de sentido*.

GROF, Stanislav (1931): Psiquiatra de origen checo, es considerado uno de los padres de la Psicología y Psiquiatría Transpersonal. Esta corriente busca que el sujeto acceda a información que en condiciones normales se encuentra fuera del alcance de la conciencia. Para ello facilita técnicas como la respiración holotrópica, regresiones y otras, siempre bajo la supervisión de un terapeuta experimentado. Gracias a esos estados no ordinarios de consciencia, la persona tiene acceso a información que luego resulta tener un valor terapéutico y de cambio de gran alcance. Es autor de numerosos libros sobre esta temática, así como facilitador de un gran número de conferencias. Recomendamos la visión del documental *Entheogen: Awakening the Divine Within* (2006).

IGNACIO DE LOYOLA (1491-1556): Primero militar y luego religioso español, ferviente seguidor del papa, fue el fundador de la Compañía de Jesús. Son muy conocidos sus escritos *Ejercicios Espirituales*, que ejercerían una gran influencia en la espiritualidad posterior. La Iglesia lo reconocería como santo en 1622.

KARDEK, Allan (1804-1869): Apodo del pedagogo y escritor francés Hyppolyte Denizard Rivail, padre del espiritismo. Tras interesarse por el llamado fenómeno mediúmnico y psicográfico, tuvo la iniciativa de formular preguntas a distintos médiums de la época, no conocidos ni conectados entre sí, obteniendo prácticamente las mismas respuestas. A partir de ahí abre la posibilidad de que existan almas desencarnadas con las que uno se puede comunicar. Con la información supuestamente dictada por uno de esos espíritus desencarnados, escribe su primera obra, *El Libro de los Espíritus*, que alcanzaría tal éxito que a partir de ahí fundaría una revista y la Sociedad Espiritista, movimiento que ha llegado hasta nuestros días y que actualmente posee una gran fuerza en Brasil (cuna de médiums muy conocidos como Chico Xavier o el pintor psicográfico Luis Antonio Gasparetto).

KARMALINGPA (1326-1360 d.C.): Se trata del lama que con apenas quince años y en compañía de su padre encontraría los manuscritos atribuidos a Padmasambhava, que incluía el conocimiento del *Bardo Thodol*, en el monte Gampodar. Este lama era un «tertón», que es el término empleado en Tíbet para referirse a aquellos que se dedican a la búsqueda de tesoros espirituales.

KOROTKOV, Konstantin: De origen soviético, es doctor en física. Ha continuado en la línea de investigación abierta por Semyon D. Kirlian sobre Bioelectrofotografía. Ha desarrollado el Sistema de Visualización de Campos Energéticos de Seres Vivos mediante Descarga de Gases (GDV), obteniendo resultados muy prometedores en relación a la salud humana, su diagnóstico y los estados de consciencia.

KRISHNAMURTI, Jiddu (1895-1986): Gran escritor y filósofo hindú en temas espirituales. Realizó numerosas aportaciones en pro de la mejora de una sociedad global. Sería descubierto por uno de los miembros de la sociedad teosófica siendo adolescente, que lo reconoció como un gran maestro aún no despierto. A partir de ahí, sería adoptado y tutelado por miembros de esta sociedad, quienes lo consideraron un importante líder espiritual. Pasó toda su vida facilitando formación y conferencias. Es autor de varios libros y condecorado por la ONU con la Medalla de la Paz a los 88 años. Muchas de sus conferencias han sido publicadas como textos filosóficos.

LEARY, Timothy (1920-1996): Controvertido psicólogo americano y gran dinamizador del movimiento contracultural de los años '60 y '70. Hizo del texto del *Bardo Thodol* su bandera al encontrar en él numerosas escenas que se asemejaban a los viajes psicodélicos que experimentaban las personas bajo la ingesta de alcaloides. Escribió su propia versión del *Bardo*. Fue una figura polémica y muy crítica con el sistema, motivo por el cual sería encarcelado en numerosas ocasiones. Dado el impacto social que causó, hizo que el texto del *Bardo Thodol* se popularizase y extendiese como nunca antes lo había hecho en Occidente.

MATEO, Óscar: Tan sano como trastornado autor del presente libro. Afirma haber recibido una llamada perdida desde el teléfono de su madre, transcurridos cuarenta y nueve días después del fallecimiento de esta y tras haber practicado *phowa* para ella. Este suceso sería la causa última que daría origen a la presente obra. Es un asiduo buscador de la verdad y está convencido de que el progreso personal pasa por el desarrollo de la dimensión espiritual. Iniciado en zen en octubre de 1993 y por primera vez en *kriya yoga* en mayo del año 2001, ha sido alumno directo de conocidos maestros de yoga como Shibendu Lahiri, Marshall Govindan o Hira Ratan Manek, así como de importantes terapeutas occidentales como Stanislav Groff. Actualmente dedica parte de su actividad a la divulgación y enseñanza de técnicas como el *phowa*, entre otras, todas ellas encaminadas a la elevación de la consciencia.

MOODY, Raymond (1944): De origen estadounidense, fue doctor en Filosofía muy joven. Posee además un doctorado en Psicología y además es psiquiatra forense. Uno de sus profesores de baja a causa de un infarto, a su regreso, le narraría a Moody una experiencia de tipo ECM. A partir de ahí surgió su interés por estos contenidos y estas peculiares experiencias, dedicándose a recopilar multitud de casos. De ahí surge su primer libro, *Vida después de la Vida*, en el que presenta una selección de casos que empiezan a despertar interés tanto en científicos como en el público en general. Ese libro, publicado en 1975, acuña el término ECM, que son las siglas de «experiencia cercana a la muerte». Se trata de un investigador y autor central en todos estos temas vinculados a la prevalencia de alguna forma de existencia tras la muerte del vehículo físico. Debido a su profunda formación en Filosofía y a su conocimiento de la cultura griega clásica, y en especial de Platón, ha recuperado técnicas como la del *psicomanteum*, en la que, basándose en lo que se hacía en templos de la antigua Grecia, parece ser posible entrar en contacto con esa otra realidad trascendente.

NEWTON, Michael: Doctor en Psicología, se especializó en inducir regresiones a sus pacientes mediante la hipnosis. De ese modo descubrió que sus pacientes podían retroceder hasta estados entre vidas. En esas experiencias obtenían información muy relevante sobre su tarea vital, sus circunstancias y, en general, acceder a una mejor comprensión de su situación y aprendizajes para esta vida. De este autor es especialmente conocido su libro *Vida entre Vidas*.

PADMASAMBHAVA: Maestro budista hindú que es invitado a ofrecer sus enseñanzas en el Tíbet en el siglo VIII d.C. por el príncipe Ti-song-de-tsen. Fundador del primer templo budista, Samye, y considerado el autor del *Bardo Thodol* (el Libro de la Gran Liberación a través de la Audición en el Estado Intermedio) y por tanto uno de los orígenes o fuentes de la técnica de *phowa*. Considerado en el Tíbet como el segundo Buda (tras Siddhartha Gautama) es, además, un importante referente en la enseñanza del *tantra*. Mucha de la información que poseemos sobre él se la debemos a la que fue su consorte, Yeshe Tsogyel.

PARAMAHANSA YOGANANDA (1893-1952): Yogui hindú que se trasladó a Occidente en 1920 para introducir técnicas avanzadas de yoga y meditación con el objetivo de facilitar el avance espiritual de la sociedad. A través de este excepcional yogui, Occidente tuvo conocimiento de la técnica de *kriya yoga*, la cual sirve de vehículo para alcanzar estados meditativos de gran silencio mental y recogimiento interior que llevan a la experiencia de estados elevados de consciencia. Fundador en 1924 de la organización *Self Realization Fellowship* (con su sede central en Encinitas-California), con gran número de seguidores en el mundo, se dedicó a la divulgación del mensaje y conocimientos facilitados por Yogananda. Este maestro es ampliamente conocido por su libro *Autobiografía de un yogui*.

PATANJALI (Probable nacimiento en el 256 a.C.-S. III a.C.): Gran maestro de yoga y espiritualidad, al que se le atribuye el texto sánscrito de los *Yoga Sutras (Lecciones de Yoga)*. Nieto de un gran maestro y casado con una maestra de *tantra*, es uno de los fundadores de la disciplina del yoga: técnicas diseñadas para unir la conciencia humana con la conciencia divina.

RAMALINGA SWAMIGAL (1823-1874): Santo hindú, considerado como un *Siddha* o yogui perfecto y realizado (como el caso de Babaji). De este singular hombre quedan sus poemas (*Thiruvarutpa*, el libro con los cantos poéticos de la Sagrada Gracia Divina) en los que describe los estados de comunión divina que alcanzaba y como esa relación iba modificando su naturaleza humana, sublimando su cuerpo y su mente. La Tradición nos cuenta que el 30 de enero del año 1874, en la pequeña cabaña en la que habitaba se fundió con el Universo, disolviéndose en una explosión de luz. Desde entonces permanece encendida una lámpara en memoria de tan singular suceso. De lo que estamos seguros es de que fue un gran avatar de la compasión.

SARTORY, Penny: Enfermera británica especializada en asistencia en unidades de cuidados intensivos. Tras largos años de experiencia atendiendo a enfermos muy graves –algunos de ellos presentando paradas cardiorrespiratorias– se encontró que un porcentaje significativo de estos pacientes afirmaban haber vivido alguna forma de Experiencia Cercana a la Muerte. A partir de ahí esta mujer se planteó la necesidad de estudiar el fenómeno, registrando la situación del enfermo, la medicación a la que estaba siendo sometido y toda clase de datos clínicos. Ha publicado varios trabajos y se ha convertido en una referencia mundial sobre esta casuística.

SIDDHARTHA GAUTAMA (560-480 a.C., fechas estimadas): Conocido como Buda, fue un príncipe que vivió en una zona al Noroeste de la India, próximo geográficamente a la frontera con Tíbet. La Historia nos dice que renunció a todos los bienes materiales por perseguir la iluminación. Probó numerosas técnicas y llegó a practicar el ascetismo durante años hasta encontrarse al borde de la muerte. Llegado a ese punto, y no habiendo logrado su objetivo, abandonó el ascetismo para, a través de la vía media (la disciplina justa), tras seis años dedicado a la meditación contemplativa, finalmente alcanzar la iluminación (posiblemente en mayo del año 523 a.C.) Según la Tradición, no fue él el primer iluminado tal y como él mismo decía. Sin embargo, a partir de sus enseñanzas surgiría el budismo. Su biografía es una mezcla de leyendas y tradiciones de textos posteriores a su tiempo. Su filosofía se condensa en cuatro ideas: esta existencia es sufrimiento; el sufrimiento nace de los deseos humanos; la felicidad pasa por renunciar voluntariamente al deseo; el equilibrio se obtiene de la acción recta, la palabra recta, el pensamiento recto, la comprensión recta, el medio de existencia recto, el esfuerzo recto, la atención recta y la concentración recta. Todo ello lleva a una existencia equilibrada que acaba por terminar con el *karma* y con la perenne cadena de reencarnaciones. Buda, como otros grandes maestros, hablan de que se necesitan un promedio de 90.000 vidas como seres humanos para alcanzar la iluminación y liberarse.

SOGYAL RIMPOCHÉ (1947): Natural de Tíbet, Sogyal es «rimpoché», esto es, una reencarnación reconocida. Formado como lama por grandes maestros tibetanos, recibió además formación católica en la Universidad de Delhi y en 1971 viajó a Occidente donde en Cambridge estudiaría religiones comparadas. Fue uno de los organizadores del primer encuentro entre el Dalia Lama y el papa Pablo VI, en Roma. Es un conferenciante y referente en la divulgación del budismo. Es autor de *El Libro tibetano de la vida y de la muerte*, al que citamos en nuestro libro por hacer referencia directa al *phowa*, entre otras muchas técnicas.

STEVENSON, Ian (1918-2007): Bioquímico canadiense y doctor en medicina natural, dedicó cuarenta años a la investigación de niños cuyas acciones hacían pensar en la posibilidad de vidas pasadas (3.000 casos). Stevenson veía la reencarnación como un complemento a la herencia y el medio ambiente. Estos tres importantes aspectos, combinados debidamente, permitirían obtener una comprensión muy ajustada de la naturaleza y salud de las personas. Publicó al menos cinco títulos presentando casos difícilmente justificables de no apelarse al punto de vista defendido por este investigador.

THOREAU, Henry David (1817-1862): Escritor, poeta y filósofo estadounidense, defensor de una visión trascendental de la vida, principios de respeto y armonía con la Naturaleza y responsable de conceptos políticos tan singulares como el de «desobediencia civil» (se negaba a pagar impuestos para que con ellos no se sufragasen los gastos de guerras). Sostenía ideas políticas tan avanzadas como que un gobierno no debería tener más poder que el que sus ciudadanos le otorgasen.

TI-SONG-DE-TSEN: Príncipe feudal del Tíbet, que reinó en una pequeña región de aquellas tierras entre los años 754 a 797 d.C. Fue quien tuvo la idea de llamar a maestros budistas chinos e hindúes para que enseñasen los preceptos budistas en sus tierras tras observar que en aquellas regiones (China e India), desde que se practicaba mayoritariamente el budismo se habían reducido significativamente las guerras y contiendas y se habían pacificado en gran medida aquellas sociedades.

TUCKER, Jim B.: Psiquiatra infantil asociado a la Universidad de Virginia. Seguidor de los trabajos de Ian Stevenson, ha continuado trabajando sobre casos en los que niños parecen recordar vidas anteriores con gran detalle (recuerdo de lugares, personas, relaciones y circunstancias). Posee numerosas publicaciones referidas a estos contenidos.

WATZLAWICK, Paul (1921-2007): Psicólogo de origen austríaco que realizó grandes aportaciones a la teoría de la comunicación humana, a los modelos de terapia familiar (especialmente dentro del marco de la escuela sistémica) y, en general, a la Psicoterapia. Junto a Gregory Bateson, formuló el concepto de «doble vínculo» (ver este concepto en el glosario de términos).

YESHE TSOGYEL (757-817 d.C.): Consorte de Padmasambhava, natural del Tíbet, originalmente concubina del príncipe Ti-song-de-tsen (citado más arriba). Es considerada, según la tradición mística tibetana, como la primera mujer que alcanzó el estado de budeidad o despertar e iluminación espiritual. Tras conocer al maestro Padmasambhava, se convirtió en su consorte y se hizo seguidora de sus enseñanzas, practicando las disciplinas enseñadas por el gurú hasta conseguir el despertar espiritual. Ella era famosa por su perfecta memoria, por lo que se convertiría en la memoria del propio maestro y, como resultado de ello, la autora de la primera biografía de Padmasambhava.

YUKTESWAR (Sri): Fue el gurú de Paramahansa Yogananda y el responsable del *ashram* en el que vivió este hasta que fue enviado a Occidente para enseñar la sabiduría y práctica del yoga. Yukteswar publicó un libro en el que explicaba algunas de las peculiaridades del yoga desde el punto de vista espiritual y hacía comparaciones entre distintas religiones, que recomendamos al lector curioso, titulado *La ciencia sagrada*.

GLOSARIO DE TERMINOS

Abismarse («abismamiento»): A través de la meditación, combinando las técnicas psicofísicas necesarias, es posible disociarse del cuerpo, silenciar la mente lo suficiente, o al menos, no identificarse con el ruidoso y persistente pensamiento. Enfocados solamente en la existencia, uno puede ir descendiendo en capas buscando centrarse y percibir hasta hacerse uno con la misma esencia. Ese estado –en el que uno parece colapsarse al interior de sí mismo y en el que curiosamente cuanto más uno se abisma y desciende, mayor es la experiencia de comunión con el todo– es, como acabo de describir, la acción de abismarse.

Alcaloides: Sustancias naturales o sintetizadas capaces de producir estados alucinógenos.

***Ars moriendi*:** Entre los siglos XIV y XVI en Europa, resultado de las sucesivas guerras y de la peste negra que asoló esta región (llegó a morir hasta el 60% de la población), la muerte era un suceso constante y muy frecuente. La necesidad continua de prestar asistencia a moribundos cuando no siempre había un religioso cerca, hizo que se escribiese este manual para que cualquiera, incluso un laico, pudiese darles consuelo. Se atribuye la primera versión de este texto a un dominico anónimo del Priorato de Constanza. Gracias al invento de la imprenta, antes del año 1.500 ya se habían publicado más de 100 ediciones, con versiones en latín y hasta en veinte lenguas y dialectos locales. Tal fue su alcance y popularidad.

Ashram: Centros en los que se imparte conocimiento en yoga, meditación y, en general espiritualidad, principalmente dentro del marco de la cultura hindú.

Avatar: Vendría a significar «la reencarnación de la deidad». También se aplica cuando una persona ha expresado alguna cualidad o don (especialmente en referencia a virtudes o aspectos espirituales) que la llevan hasta su extremo de perfección.

Bardo: Este término se refiere a los llamados «estados intermedios» o posibles estados en los que permanece la consciencia humana. Se reconocen principalmente seis bardos o estados de la consciencia: el de vigilia (1); el del sueño (2); el que se produce durante la práctica de la meditación (3); desde que el sujeto muere y hasta que se adapta a su nueva existencia espiritual (4); la existencia en el plano espiritual entre vidas (5); y, durante el período previo a la decisión de esa entidad para volver a reencarnar en el plano de la densidad, reajustándose al nuevo cuerpo que se encuentra en desarrollo dentro del vientre materno (6). Este concepto es desarrollado en el *Bardo Thodol*.

***Bardo Thodol*:** (conocido como el Libro *tibetano de los muertos*): Conjunto de textos seguramente de varios autores. Principalmente atribuido al gran maestro hindú Padmasambhava, quien llevó el budismo al Tíbet durante el siglo VIII. En este texto se dan una serie de instrucciones verbales a la persona moribunda para que sepa qué le va a suceder en el momento de morir y cómo debe comportarse una vez que su espíritu abandone el cuerpo. Este texto es conocido por Occidente en 1927 tras ser traducido al inglés por el antropólogo Walter Evans-Wentz.

Buda: Este término textualmente significa «el que está despierto» y con él se hace referencia a la posibilidad de alcanzar un estado tal en la mente que permanece inalterada con independencia de los sucesos que haya alrededor del sujeto. Se trata de un estado de profunda ecuanimidad, completa satisfacción y bienestar, al margen de las circunstancias y de su devenir. Nos habla de una mente capaz de ver siempre la realidad y la verdad sin distorsión alguna. Es también el estado de un individuo que ha superado ya el velo del olvido y que dispone de todos sus recuerdos tanto de esta como de anteriores existencias. Por tanto, no se trata de un estado de consciencia convencional o dentro de los parámetros de lo que consideraríamos común.

Cientifista: Término que se emplea para hacer referencia a aquellos más preocupados por la defensa del dogma científico que por la libre investigación o el avance de la ciencia a través de la exploración dentro los límites de lo que es conocido.

Comunión o común-unión: En el contexto de esta obra se emplea este término para referirse al estado en el que la persona o entidad entra en contacto con la Divinidad, provocando una experiencia extática, de bienestar sublime y de gozo siempre renovado. Es un estado similar al *samadhi* narrado por los yoguis, pero en su extremo más elevado, puesto que esta experiencia admite grados de intensidad.

Consciencia: Empleada aquí para referirse al núcleo más íntimo del ser, su esencia más profunda pura e inalterable. Es la experiencia de la existencia sin juicio ni distorsión. Es la percepción de existir sin más. Buda afirmaba que «solo es eterno aquello que no es divisible, todo lo demás es perecedero».

Constelaciones: Es considerado un modelo terapéutico cuyo objetivo es reajustar o recolocar el sistema familiar. Para lograrlo, se combinan conceptos psicoanalíticos con el modelo sistémico y la antropología. Aún hay poca investigación objetiva sobre la eficacia de este método y hacen falta más publicaciones que, empleando grupos de control, validen su verdadero impacto.

Día 49: Último día en la práctica del *phowa*. Tras realizar la visualización con todos los pasos dados los anteriores días, se establece un puente de amor incondicional y se procede a la despedida definitiva, tras dejar a esa entidad en común-unión con la Divinidad. En esta práctica los días comienzan a contar desde el mismo día en que se produce el fallecimiento, momento en el que se realizaría el primer día de *phowa* para esa entidad.

Divinidad, Profundo, Fuente Última: La causa última de todo. El concepto más elevado posible de Creador libre de dogmas, ideas religiosas o prejuicios impuestos por la limitada mente humana.

Doble vínculo: Este concepto, acuñado por Gregory Bateson y Paul Watzlawick, hace referencia a esas transacciones en las que el emisor exige al receptor dos condiciones mutuamente excluyentes. Así, haga lo que haga éste, la respuesta adaptada es siempre inválida, es decir, se hace imposible complacer al emisor en las dos condiciones impuestas. Según la teoría de estos investigadores, el uso reiterado de este tipo de mensajes puede llegar a ser el origen de graves trastornos mentales.

Dolor: La existencia humana basa gran parte de su aprendizaje en el dolor como forma de acicate hacia el cambio, la mejora y el cobrar consciencia de las cosas. Mediante el dolor, la entidad se limpia, se hace más sensible y mejora. Tal es la función del dolor. Hay un punto en la evolución del ser en el que se cuestiona esta vía como forma de continuar su avance. A partir de ahí buscará formas de crecer más orientadas hacia el amor que hacia el sufrimiento. Desde ese momento comenzará el camino y la búsqueda incesante de la liberación.

ECM (Experiencias Cercanas a la Muerte): Término acuñado por el Dr. Raymond Moody en el año 1975 en su publicación *Vida después de la vida*, para hacer referencia a las experiencias que narran los sujetos que han superado una situación crítica del tipo paradas cardiorrespiratorias o muerte clínica. Estos individuos, tras ser recuperados, afirman haber tenido experiencias fuera del cuerpo físico. En la mayoría de los casos narran haber sido testigos desde planos elevados de como sus cuerpos estaban sufriendo la crisis o la asistencia médica. Más allá de esos primeros momentos, con independencia de sus creencias, nivel cultural, sexo o edad, la mayoría narra haber sido atraído hacia una luz al final de un túnel, teniendo la sensación haberse desplazado a gran velocidad a través del mismo para luego encontrarse con entidades conocidas ya fallecidas, seres espirituales elevados, etc. que le indican que no es su momento y que ha de regresar... Algunos, incluso, hacen una evaluación de su propia vida desde el punto de vista de cómo afectaron sus acciones en otros. Hoy día son un fenómeno tan investigado y extendido que ya existen escalas de evaluación para saber en qué grado se dio la experiencia.

Elevación de la consciencia: Este es el fin último del *phowa*, ya sea que su práctica se centre en un tercero como en uno mismo. La consciencia tiene la capacidad de manifestarse en todo lugar y momento, por lo que se expresa allí donde se expresa el ser: si el ser está atado a una existencia baja y limitante, la consciencia será escasa y estrecha; si el ser se expresa en un plano elevado, la consciencia se manifestará expandida y elevada.

Estado de coherencia: Estado en el que la persona permanece en armonía entre lo que siente, piensa, dice y hace.

Fractal (fractal divino): Generalmente este término se emplea para describir formas geométricas que se repiten y replican en escalas más y más pequeñas. Estas formas geométricas repetitivas se expresan a menudo en muchos patrones de la Naturaleza (en muchas formas vegetales, en conchas marinas, en cristales minerales, en cristales de hielo...) En nuestro contexto es empleado para referirnos a la consciencia humana como una réplica a pequeña escala de la consciencia divina o causa última.

Gurú (*Param Gurú*): El «gurú» es el maestro que «disipa la oscuridad» en que vive la mente del aprendiz o adepto. El término «*param*» significa «por encima de»; luego decir, «*param gurú*» es decir «el maestro del maestro».

Hagiografía: Biografía de un hombre santo. La consorte de Padmasambhava, Yeshe Tsogyel, fue la primera biógrafa de este maestro.

Ho'oponopono: Ancestral práctica empleada por sacerdotes y sanadores de Oceanía basada en la creencia de que los errores cometidos por la persona a lo largo de su vida acaban por generarle sufrimientos y enfermedad, por lo que es necesario limpiar pensamiento, palabra y acción, mediante el perdón, la gratitud y el amor.

Integración y fusión: Uno de los pasos finales en la práctica del *phowa*, en el que la tarea consiste en integrar todo el aprendizaje acumulado a lo largo de todas las existencias, para, a continuación, fundir todos los vehículos del ser (emocional, mental, energético o astral, etc.) en el más elevado posible, esto es, la chispa divina o espíritu.

Karma: Ley espiritual de causa y efecto. Según este principio, las personas, al cargar de intención sus acciones, acumulan *karma* positivo o negativo en función de la naturaleza bondadosa o perversa de la intención asociada a la acción. Esa ruptura del equilibrio causado por la persona, ya sea en positivo como en negativo, habrá de ser restaurada y compensada a su debido momento. Ese momento depende del grado de madurez consciencial de ese espíritu: a mayor consciencia y limpieza, la ley de causa opera más rápidamente, e inversamente cuanto más inmaduro sea dicha consciencia-espíritu. Solo actuando libre de intención en relación al resultado de la acción se puede evitar la acumulación de *karma*. A este proceder se le denomina *karma yoga*.

Maat: Una de las diosas del panteón egipcio que simbolizaba la verdad, la justicia y el equilibrio. En el juicio al que el muerto era sometido, según es descrito en el *Libro Egipcio de los Muertos (Peri Em Herú)*, su corazón era pesado contra una pluma que la diosa extraía de su tocado. Si el corazón pesaba más que la pluma, el muerto era condenado a ser devorado por Ammit (monstruo necrófago). Si el corazón pesaba menos que la pluma, el muerto era recompensado con la vida eterna.

Meditación: Actividad psicofísica orientada a fomentar el aquietamiento y silencio de la mente, bien eliminando el pensamiento, bien desidentificándose del contenido de la mente. Tanto el Zen como el yoga, como la práctica totalidad de las sabidurías místicas en todo el mundo, poseen técnicas particulares cuyo fin último siempre persigue lo mismo: el silencio mental que permite que la esencia de la persona se manifieste sin obstáculo.

Mente: Órgano diseñado para la gestión de los contenidos abstractos de la realidad sutil (en oposición a lo denso y material). El continente sería la mente, siendo el contenido el pensamiento. La mente existe con independencia de su contenido. Esta puede ser silenciada empleando para ello técnicas psicofísicas como el yoga o el zen.

Monasterio de Samye: Primer monasterio budista fundado en Tíbet en el siglo VIII d.C. por el maestro Padmasambhava.

Monte Gampodar: Ubicado en el macizo de los Himalayas, se trata de un monte en el que, según la Tradición, el maestro Padmasambhava escondería los manuscritos en los que había plasmado el conocimiento del *Burdo Thodol* en torno al siglo VIII. Según la Tradición, actuó de este modo para que los textos fuesen encontrados en tiempos futuros por alguien elevado espiritualmente y dentro de una sociedad más avanzada. Su deseo se cumpliría en torno al siglo XIV, momento en el que el joven lama Karmalingpa encontraría los documentos allí ocultados por Padmasambhava.

Olvido (el «velo»): Mecanismo de defensa que emplea la consciencia para limitar el acceso a la información experiencial del ser. Este velo se mantendrá activo en tanto en cuanto la consciencia del ser no haya crecido lo suficiente como para integrar toda esa experiencia sin que el acceso a la misma le resulte traumático. Cuando la consciencia es capaz de comprender que todo lo vivido no es más que información y acumulación de sabiduría a través de la experiencia, empieza a encontrarse en condiciones de despertar y salir del protector velo del olvido.

Paradigma: Este término, dentro de nuestro contexto está empleado tal y como lo utilizaba Thomas S. Kuhn en su obra *La estructura de las revoluciones científicas*. En esa obra el autor se refiere al conjunto de prácticas y saberes que durante un período de tiempo la comunidad de científicos considera como referencia o norma. De modo que, durante ese tiempo (pueden ser décadas o siglos), la ciencia establece lo que es aceptable y lo que no, lo que debe investigarse y lo que no, los procedimientos aceptables sobre como investigar y los que son inaceptables, etc. Este contexto se mantiene inalterado hasta que se producen descubrimientos tan relevantes que obligan inexcusablemente a revisar tal paradigma. A modo de ejemplo: hasta que no se hicieron los cálculos oportunos (por Copérnico) y se descubrió el telescopio (por Galileo), el paradigma imperante era que el Universo giraba en torno a la tierra. Tras dichos descubrimientos, el paradigma hubo de ser revisado y entonces se aceptó que la Tierra no era el centro del cosmos.

Paz: Estado sublime al que accede la consciencia cuando es liberada de toda carga y tribulación humana.

Pensamiento: Realidad sutil o abstracta que es gestionada por la mente: el contenido. Se calcula que un occidental medio viene a tener unos 21.000 a 24.000 pensamientos al día. Lamentablemente, toda esta actividad mental se reduce a no más de diez o doce contenidos. Desde el punto de vista del yoga o del zen, en comparación a una mente limpia y silenciosa, el estado descrito equivaldría al de una mente llena de «ruido». En este contexto, un error muy común es que el sujeto confunda el pensamiento con el yo, de modo que su identidad y este son una misma cosa. Tal error impide percibir la mente o acceder a la verdadera naturaleza del yo. El pensamiento, por tanto, es una barrera. Percibir la verdadera naturaleza de la mente o que la esencia del ser pueda expresarse espontáneamente, exige de una mente en silencio o reposo. Los estados de consciencia expandida o los atisbos de iluminación (*satori* en zen; *samadhi* en yoga) solo se experimentan cuando la mente entra en silencio.

Perdón: Una de las fases iniciales del *phowa*, que permite que el sujeto comience a sanar toda forma de dolor y a equilibrar sus relaciones para dejarlas libres de conflicto. Es parte del camino esencial para salir del sufrimiento como vía de aprendizaje.

Peri Em Herú (El libro egipcio de los muertos): Verdaderamente significa «El Libro de la salida a la luz». Se trata de un conjunto de sortilegios que vendían los sacerdotes en los que se facilitaban instrucciones al finado para que supiera como superar los obstáculos que se encontraría en el más allá para alcanzar la vida eterna en una tierra paradisíaca. Estos contenidos se harían muy famosos a partir de que el conservador del Museo Británico, Ernest Wallis Budge, se llevase el llamado «Papiro de Ani» a finales del siglo XIX y lo expusiera al público en ese museo.

Phowa: Se trata de una práctica de origen budista preservada en Tíbet desde finales del siglo IV d.C. y hasta nuestros días, gracias a un linaje de al menos 24 maestros (entre los que destaca Padmasambhava siglo VIII d.C.), mediante el cual es posible «transferir» la consciencia a planos elevados de la existencia. En nuestro caso hablamos de transferir la consciencia propia como del finado.

Proyecciones o apariciones en crisis: Sucesos experimentados por numerosas madres que atestiguaron durante la II Guerra Mundial haber sido visitadas por sus hijos muertos en el frente para despedirse de ellas. Se trata de supuestas apariciones de personas fallecidas que se manifestaron a sus seres queridos bien para despedirse como para dar un mensaje consolador.

Psicología Transpersonal: Corriente de la psicología moderna que apela a aspectos espirituales y existenciales a la hora de comprender y explicar la conducta humana. Esta corriente facilita procedimientos como técnicas respiratorias, regresiones, etc. para que el sujeto acceda conscientemente a información que en condiciones normales se encuentra fuera del ámbito de la conciencia. Esa información, que consiste en vivencias subjetivas, posee tanto un significado relevante para el sujeto como para producir un cambio de estado de mejoría de su situación o síntomas. Por esta razón, tales experiencias se considera que poseen un alto valor terapéutico, dado el positivo impacto que causan. Para referirse a esas experiencias, esta corriente de la Psicología emplea conceptos como «estados modificados de la consciencia». Son autores claves en esta corriente, el psicólogo William James (1842-1910), el psiquiatra Carl G. Jung (1875-1961), el psiquiatra Stanislav Grof o el bioquímico Ken Wilber.

Reencarnación: Perspectiva que postula la vida como un fenómeno en el que un ente espiritual experimenta vidas sucesivas, tantas como le sean necesarias, hasta completar un ciclo de aprendizaje que lo libere definitivamente de esta realidad, lo cual no significa que la existencia y la evolución terminen ahí, pues muy posiblemente ese logro no sea sino el inicio de un nuevo ciclo en nuevos planos de la existencia.

Regresión: Mediante la inducción de un suave estado hipnótico es posible invitar al sujeto que se presta a esa experiencia a que viaje con su mente a estados anteriores de su biografía. Ese retroceso temporal en la propia biografía en algunos sujetos puede llegar a extenderse hasta estados prenatales o incluso a vidas pasadas o estados intermedios entre vidas. Cuando la experiencia es genuina, los sujetos obtienen información de enorme relevancia para la comprensión y mejora de su condición existencial presente.

Respiración holotrópica: Técnica acuñada por el psiquiatra transpersonal Stanislav Grof y facilitada por el Swami Muktananda (Baba). De una manera sencilla podemos afirmar que se basa en un tipo peculiar de respiración que permite que la conciencia entre en estados no ordinarios. En esos estados se abre la visión interior y se experimentan vivencias subjetivas de alto valor para el sujeto.

Con ello se persigue obtener información relevante y un nuevo orden en el estado de la persona que se somete a la experiencia. Son experiencias que han de ser guiadas por un experto.

Sesshin: Se trata de un retiro de varios días de duración para la práctica intensiva de la meditación zen. Generalmente se realiza en un *zendo* o monasterio y es dirigido por un monje o adepto que está reconocido como maestro. Durante esos días el practicante se somete a una disciplina que facilita el recogimiento y reduce las distracciones, con el fin de que pueda experimentar «el toque del espíritu».

Sincronicidad: Término acuñado por el psiquiatra Carl G. Jung para referirse a esos sucesos coincidiendo en el tiempo de manera no causal, a los que el observador atribuye un valioso significado porque ponen en relación fenómenos psíquicos internos con lo que sucede en el exterior. Son fenómenos que van más allá de la casualidad y de la probabilidad estadística. Han sido estudiados desde numerosos ángulos como la Filosofía, la Psicología, la Física o la Matemática.

Sueño consciente: Aplicando el debido entrenamiento, algunos sujetos logran mantener un estado tal de conciencia durante el sueño que les permite, no solo ser conscientes de lo que están soñando, sino incluso modificar a voluntad el curso del sueño.

Sutra: Término sánscrito que textualmente significa «lección» o «lecciones».

***Tantra*:** Técnicas psicofísicas que aprovechan el deseo y la energía sexual para que, debidamente canalizadas, sirvan de motivación y empuje para que la consciencia del sujeto se eleve a planos superiores.

Teosofía (movimiento teosófico): Se trata de un movimiento que cobró ímpetu a finales del siglo XIX y que combina Filosofía, con Religión y Esoterismo. Su principal punto de vista es que la experiencia mística o contacto con la deidad es posible mediante la apropiada disciplina y prácticas, generalmente asociadas al yoga.

Son figuras relevantes de este movimiento, Blavatsky, Henry Olcott y Annie Besant.

Tertón: Concepto de la tradición tibetana que hace referencia a aquellos lamas que dedican su vida a la búsqueda de tesoros espirituales, en forma de textos o técnicas, para luego practicarlas y compartirlas con su comunidad con el único fin de elevar el conocimiento.

Trascendencia: Término de origen latino que hace referencia a la idea de «ir más allá de los límites conocidos». En nuestro contexto hace referencia a la posibilidad de que la consciencia humana exista más allá, sobreviviendo al cuerpo. Hablamos, por tanto, de otra dimensión de la existencia humana diferente a la experimentada a través del vehículo físico y cuyas limitaciones no son tan restrictivas como las impuestas por este.

Vehículos del Ser: En el contexto de la presente obra, con este concepto se hace referencia a los posibles vehículos que emplea la consciencia para pasar por distintas dimensiones del Ser y experiencias. Parece que al menos hay dos vehículos: el cuerpo físico, tal y como lo conocemos, y uno más sutil, en ocasiones llamado astral o energético, que emplearía la consciencia desde el momento que abandona el plano físico. Quizá sea la figura de Barbara Ann Brennan quien haya ofrecido en la actualidad las mejores explicaciones sobre los distintos vehículos del Ser.

Visualización: Puesto que el cerebro no distingue lo vivido de lo imaginado, nos valemos de este tipo de ejercicio mental, en el que guiamos la mirada interior, para recrear aquella realidad que por alguna razón es de nuestro interés. Dicen los principios herméticos que todo es mental, luego todo empieza en la mente. De ahí la importancia de la correcta realización de estas visualizaciones y el poder transformador que estas pueden poner en marcha.

Vicario, vicariamente (aprendizaje): Es un tipo de aprendizaje basado en la observación de lo que hace o le sucede a otro. Esta idea de aprendizaje social fue propuesta por el psicólogo Albert Bandura. La clave de esta forma de aprender está en que el observador obtiene experiencia sin pasar necesariamente por la situación, al bastarle con observar las consecuencias que el suceso le acarrea a otro. Es el aprendizaje basado en la experiencia de otro.

Yoga: Conjunto de disciplinas físicas, mentales y conductuales que facilitan al practicante mantener la salud en un sentido integral, además de ser uno de los procedimientos conocidos más eficientes para alcanzar estados elevados de conciencia.

Zen: El zen surge como la derivación japonesa del budismo. En esta corriente, la práctica de la meditación es un pilar central para lograr la liberación y el despertar del individuo. Textualmente el término «*zen*» significa «a solas con la noticia». De una parte, este concepto hace referencia a la imposibilidad de transferir la experiencia que se obtiene resultado de la práctica intensa de la meditación, cuando el observador y el objeto observado se funden en una misma cosa. Esa experiencia que se produce, y el estado mental resultante, son imposibles de expresar mediante la palabra. De otra, por tratarse de una experiencia íntima que se tiene dentro del terreno de lo subjetivo, no puede compartirse. Hay un antes y un después en la biografía de todas aquellas personas que han logrado experimentar estos estados. Existen varias escuelas de zen, siendo las más conocidas la *rinzai* y la *soto*.

***Zafu*:** Almohadón redondo de gran firmeza y densidad, generalmente relleno de materiales naturales (lanas o semillas), empleado habitualmente como apoyo sobre el que permanecer sentados durante la meditación.

Zafutón: Sería la esterilla (pequeña colchoneta, preferiblemente de materiales naturales) que se pone como aislamiento entre la persona que permanece sentada en meditación y el suelo.

KOLIMA
BOOKS